JN004266

あの日あの時の思い出が物忘れを防ぐ!

「あった! あった!」が
認知機能を鍛える!

昭和の

「懐かしいできごと」
間違い探し

監修:太城敏良
元大阪市立大学大学院
文学研究科教授
(知覚・認知心理学、
実験心理学専攻)

宝島社

昭和の
「懐かしいできごと」を
思い出しながら、
楽しんで
認知機能を鍛え、
脳を若返らせる!

イラストの違いを見つけて認知機能を高める

　脳は年齢とともに衰える、ということが長い間いわれ続けてきましたが、最近では脳細胞は適度な刺激を与えることで活性化し続けるというのが定説になってきています。

　本書は2つのイラストの違いを見つける「間違い探し」を解くことで、脳に心地良い刺激を与え、脳を活性化させることが目的です。人の脳の働きの基本は、おなじみの右脳（画像・感性処理）と左脳（言語・論理処理）、そして脳梁による左右の情報交換の働きです。

　間違い探しは、人間の視知覚（見た物の形を認識・模写したり、空間を把握する能力）を刺激し、場面を言語化したり論理的な分類をしたりして脳全体を働かせま

す。2つのイラストの違いを見分けることが、「物忘れ」などの記憶力の低下、認知機能の低下を防ぎ、またこれらの機能を高めていくのに最適の方法であるといわれています。認知機能という言葉は最近高齢者の運転免許更新の際に「認知機能検査」が取り入れられたことでよく使われますが、間違い探しはそのトレーニングにもなるでしょう。

　2つのイラストを交互に見比べて、描かれた人物ひとりずつや風景の部分を分類していく作業を繰り返し続けて、間違いを1つずつ発見することで注意力や判断力、集中力が養われます。

　また、慣れてきたら最初のイラストをじっと見つめて画像を脳に焼きつけ、次のイラストを見て前画像との違いを見つけるといった試みも有効です。この場合は間違いがすべてわからなくてもいいの

です。直前に見たイラストの特徴をどれだけ正確につかんでいられるか、というトレーニングになります。また、間違いを見つけるたびに指で押さえるなどして、視知覚だけでなく触・運動知覚（触ったり動かしたりすることで物を判断する能力）も刺激するのもおすすめします。

脳の活性化を
チェックしてみよう

本書では間違い探しを楽しむだけでももちろんかまいません。その上ですべての間違いを見つける「目標時間」を設定しました。目標時間内に間違いを全部見つけられたかどうか、その結果を記録することで、あなたの脳がどれほど活性化しているかの目安にすることができます。

本書の間違い探しは40問。

間違い探しの1問ごとに「目標時間内に見つけた間違いの数」の欄に書き込んでください。

本書の問題の間違いは1問1ページの問題は10個と12個。大きなイラストの、2ページで1問の問題は12個、15個となっています。それぞれ、すべて見つけることを目標にしてください。また目標時間内にすべて見つからない場合はそのまま探し続けてください。それですべて見つけられた場合はその時間を、またあきらめた時点での時間（実測時間）と見つけられた個数を記入してください。

目標時間内に間違い全部を見つけた問題数、最終的に全部を見つけた問題数があなたの脳の活性化を判断する目安になります。

（※目標時間は複数のモニターの平均値をとったものです）

昭和のいろいろなできごとの
思い出で脳を若返らせる

本書の間違い探しは戦後の昭和20年代から昭和末期までの約40年ほどの間で、多くの人の思い出に残るイベント、ブーム、世相の変化などの「できごと」をイラスト化したものです。この時代は電気製品などで著しく生活様式が変化した時代でした。

間違いを探しながら、あの頃の記憶をたどってみてください。そこにご自分がいた情景、見ていた情景なども思い浮かべてください。

過去の記憶をたどることも、脳の活性化に効果があります。

懐かしい昭和のできごとに思いをはせながら、間違い探しを楽しんでください。

[監修]

太城敬良（たしろ・たから）
元大阪市立大学大学院文学研究科教授（知覚・認知心理学、実験心理学専攻）

1941年東京生まれ。大阪市立大学文学部卒。同大学大学院・心理学専攻修士課程修了。同大学大学院・文学研究科教授（知覚・認知心理学、実験心理学専攻）を、2005年3月退任。関西大学などで非常勤講師を務める。認知心理学の立場などから「変換視野への順応」「感覚間統合及び感覚間相互作用」「電波皮膚刺激の知覚特性」などを実験、研究。日本心理学会、日本基礎心理学会、関西心理学会元会員。主な著書に『逆さメガネの心理学』（河出書房新社刊）。監修に『右脳力がグングンUPするマジカル・アイ』をはじめとする「脳を鍛えるマジカル・アイ」シリーズ、「昭和レトロな間違い探し」シリーズなど（ともに宝島社刊）。

目次

本書の間違い探しの ルール

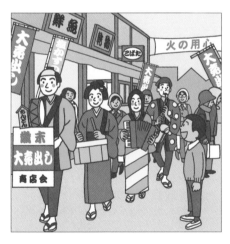

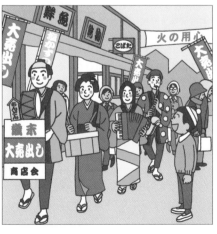

答え

よくある間違いの例

❶❷ ── 手足やものの長さ・大きさ・角度が違う。

❸❹ ── 人やものの位置や向き、形が違う。

❺❻❼ ── あるものがない。ないものがある。または違うものに置き換わっている。

❽ ── 服などの模様が違う。縞の数が違う（間違いとしては1個と数えます）。

その他 ── 口の形など表情が違う、など。

©I.UEMOTO

蒸気機関車全盛

家族旅行は煙に巻かれて

MINI 知識

戦前・戦後と日本全国を駆け巡った蒸気機関車（SL）。しかし動力の近代化が進み、30年代後半になると、ディーゼルエンジンを使った気動車や電車が台頭し始める。蒸気機関車は徐々に数を減らし始め、昭和50年の12月14日、「さようならSL」のヘッドマークを掲げた運行を最後に国鉄から蒸気機関車の姿は消えた。

昭和30年代まで

目標時間
3分**00**秒
目標時間内に見つけた間違いの数
／**10**個
実測時間
分　　秒
最終的に見つけた間違いの数
／**10**個

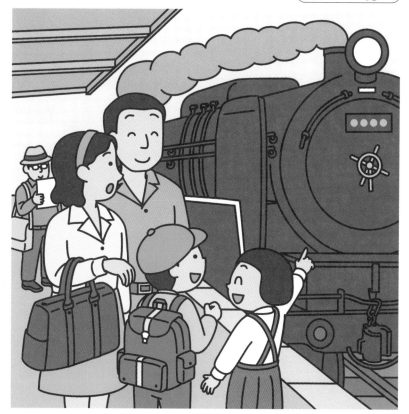

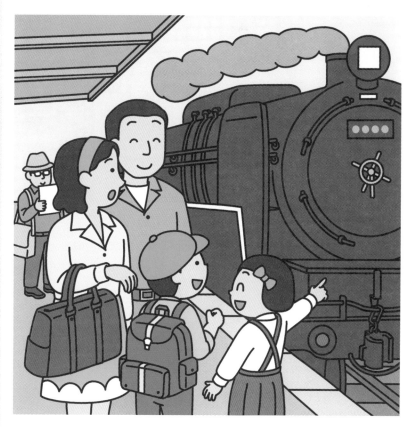

Q.**02**

駄菓子屋

楽しい寄り道

MINI知識

現在でも安価な駄菓子として有名なのが、やおきんが販売しているうまい棒。昭和54年7月の誕生以来、40年以上1本10円という価格を守り続けていたが、令和4年には原材料高騰の波に逆らえず、ついに1本12円に。明治乳業は「うまか棒」というアイスを54年3月に販売しており、登場はうまい棒よりもこちらが先。

昭和20年代後半から

目標時間
3分**00**秒

目標時間内に
見つけた間違いの数

／**10**個

実測時間

分　　　秒

最終的に
見つけた間違いの数

／**10**個

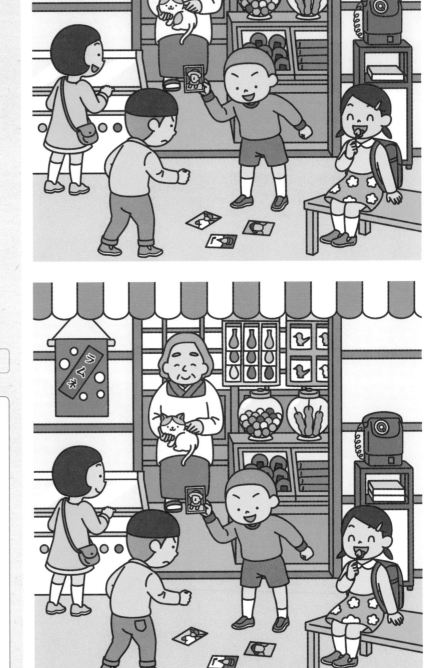

Q. 03

「君の名は」

真知子巻きブーム

昭和28年

MINI 知識

ショールを頭に被せてから首に巻いていく真知子巻き。映画『君の名は』で岸惠子演ずる氏家真知子が披露した巻き方で、映画のヒットによって日本中に広まった。元々は北海道での撮影中に雪が降り始め、寒さをしのぐために岸が私物のストールを頭に巻いたのが誕生のきっかけで、偶然の産物だった。

目標時間
3分**00**秒
目標時間内に見つけた間違いの数
／**10**個
実測時間
分　　秒
最終的に見つけた間違いの数
／**10**個

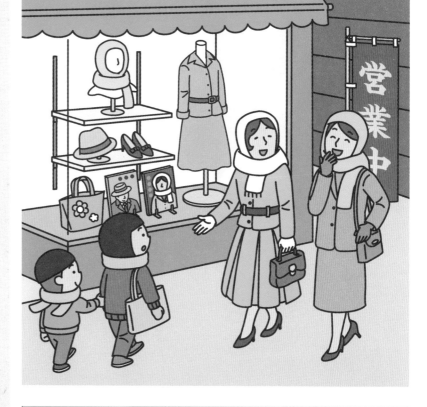

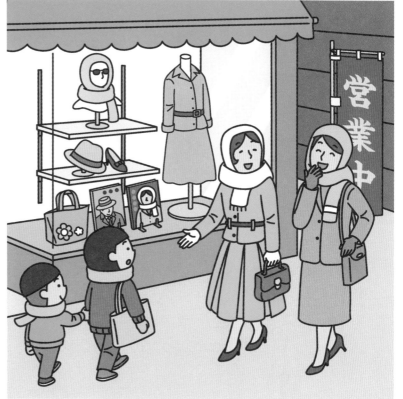

街頭テレビに殺到

昭和28年

MINI 知識 街頭テレビが最初に設置されたのは昭和28年。この設置を推し進めたのは当時の日本テレビ社長の正力松太郎氏。これは普及したテレビ台数はまだ少なくとも、視聴者は多いというスポンサー

間違いの数 **12** 個

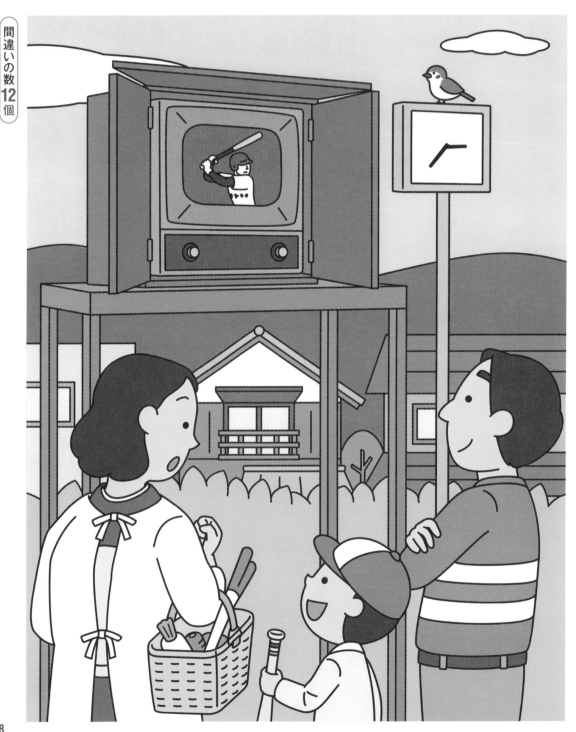

目標時間	目標時間内に 見つけた間違いの数	実測時間	最終的に 見つけた間違いの数
4 分 00 秒	/12個	分 秒	/12個

へのアピールのためだった。当時放送された番組ではプロレスや野球、ボクシング、相撲などスポーツ番組が人気を博した。

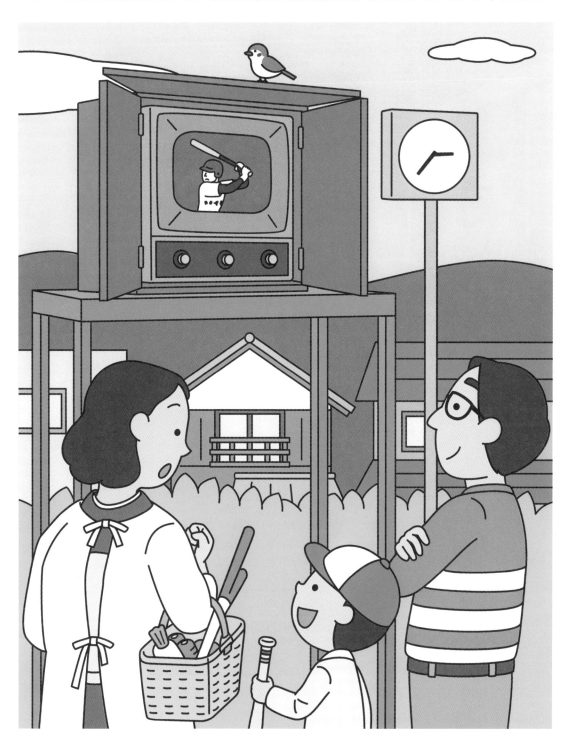

慎太郎と裕次郎兄弟に超注目！

昭和30年

MINI 知識 石原慎太郎の短編小説『太陽の季節』は、昭和30年に芥川賞を受賞。映画化もされ石原裕次郎の俳優デビューにもつながった。この映画に影響を受けてアロハシャツを着てサングラスをか

間違いの数 **12** 個

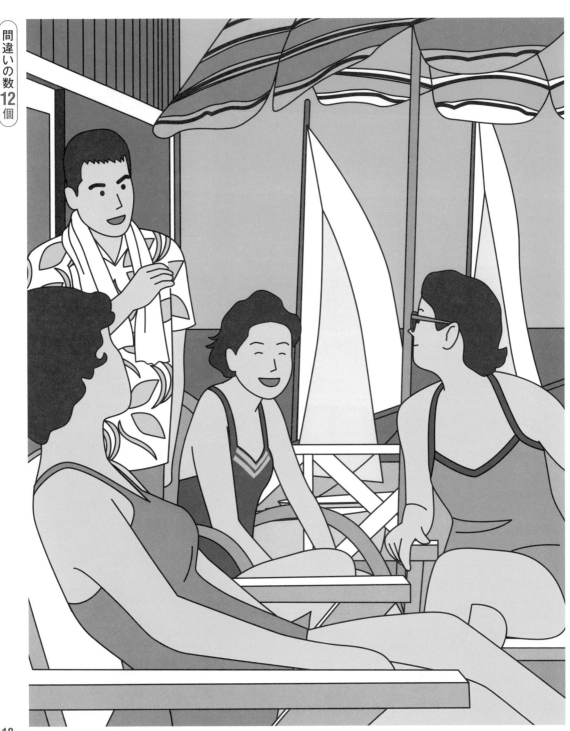

けた若者を指す「太陽族」が流行語に。その後、石原慎太郎原作映画をはじめとする「太陽族映画」が制作されると、その影響で若者の犯罪が急増したとされ、映画倫理委員会（映倫）が設置された。

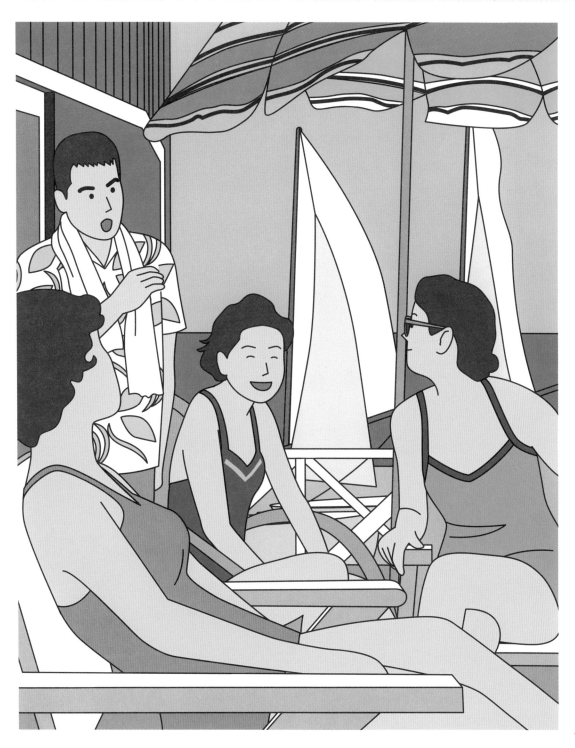

家にテレビがやってきた！

昭和30年代

MINI 知識 昭和30年代になるとテレビが家庭にも普及していく。しかし、テレビの台頭を脅威と見た映画会社は昭和31年にテレビへの映画提供を取りやめ、専属俳優のテレビ出演も制限した。その結果、

間違いの数 **12** 個

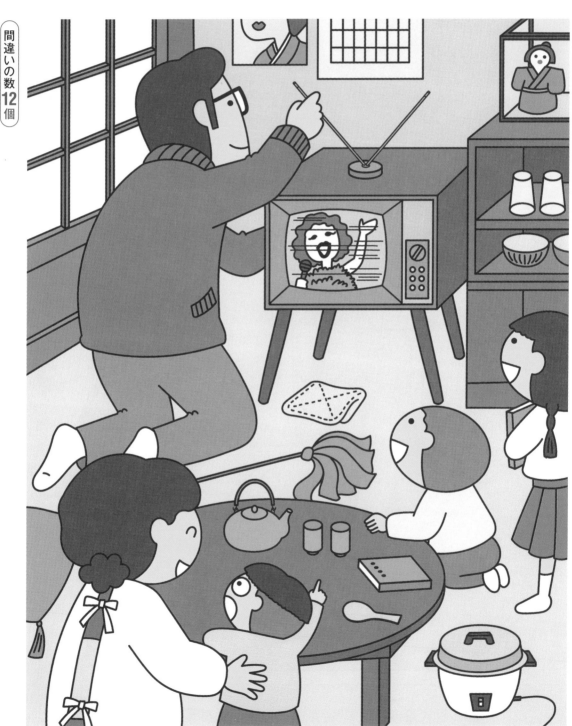

目標時間	目標時間内に 見つけた間違いの数	実測時間	最終的に 見つけた間違いの数
4分 00秒	/12個	分　秒	/12個

テレビ局はアメリカ製の映画やドラマを吹き替えて放送することに。またこれを機に映画俳優に頼らないテレビドラマの制作も進み、皮肉にもテレビ局のコンテンツ力を高める結果となった。

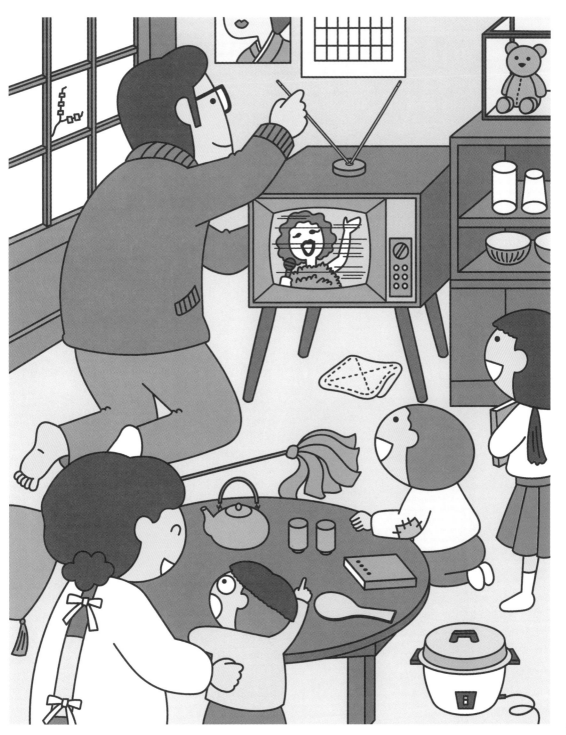

東京都民の足・都電の盛衰

昭和30年代

MINI知識 最盛期の昭和30年当時は都民の足として東京中を網の目のように走っていた都電。その最大の敵となったのが自動車の普及。高度経済成長にともない道路に自動車が増えると車が線路内に侵

間違いの数 **12**個

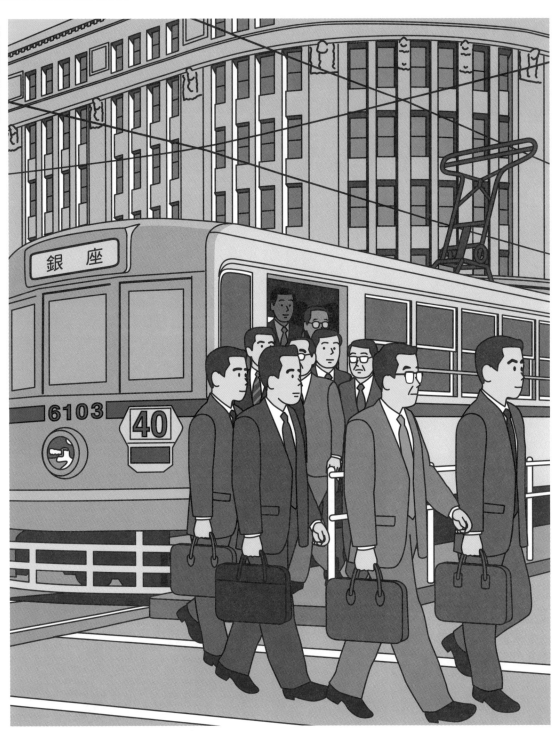

入することも増え、定時での運行が難しくなる。また東京五輪を迎えた昭和39年には地下鉄の路線が2本増え都電を取り巻く環境は厳しくなり、昭和47年には荒川線を除くすべての都電が廃止となった。

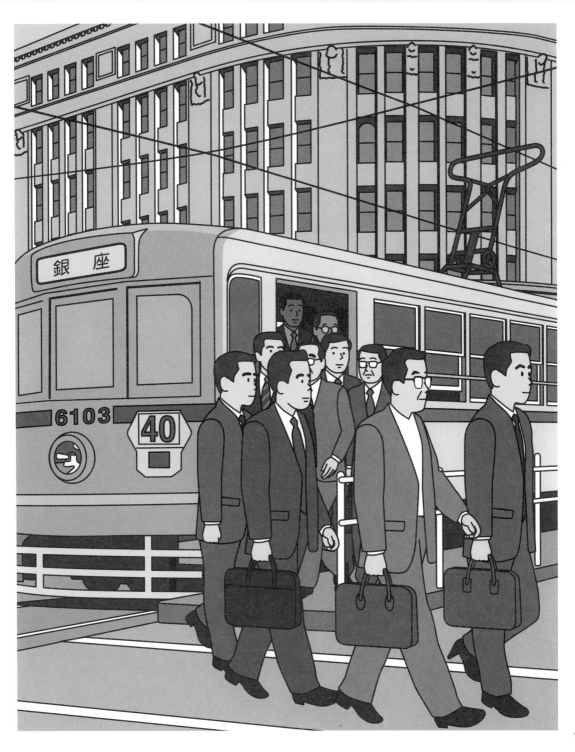

フラフープ

2か月で終わったフラフープブーム

MINI知識 昭和33年の10月に発売され、たちまち日本中に大ブームを巻き起こしたのがフラフープ。子供たちにはもちろん、美容と健康に良いとされ大人たちの間でも人気の大ヒット商品に。しかし、

間違いの数 **12**個

翌月にはフラフープ中の子供が車に轢かれ、フラフープが原因で子供の健康障害が危惧されるという報道もあり、空前のフラフープブームは2か月持たずに終わってしまった。

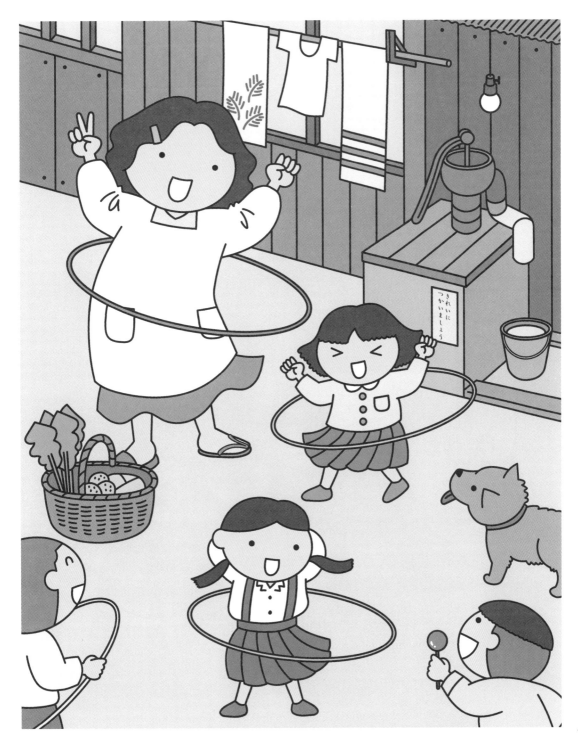

「お湯さえあれば、いつでも、どこでも」 昭和33年

 世界最初のインスタントラーメン「チキンラーメン」が作られたのが昭和33年。製作者の安藤百福は妻が天ぷらを揚げているのを見て、インスタントラーメンの秘訣、瞬間油熱乾燥法を思いつ

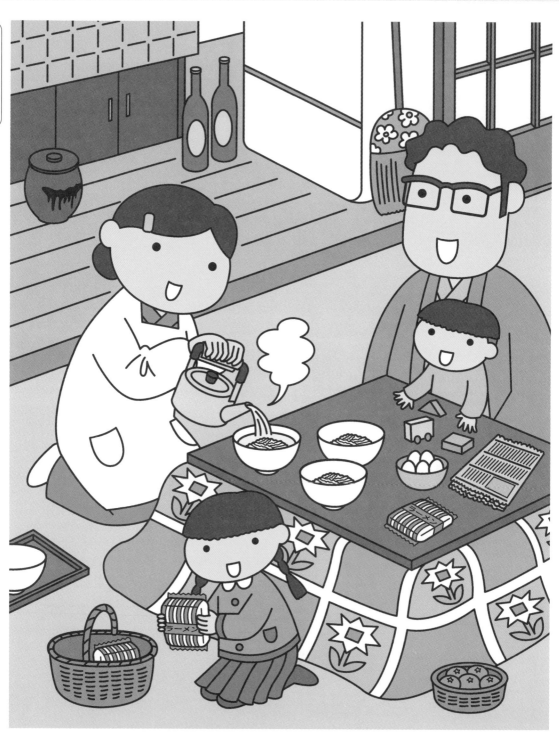

間違いの数 **12**個

く。麺を油で揚げることで麺の中の水分が一瞬で沸騰して、乾燥すると同時に蒸気が麺に微細な穴を多数残し、お湯を注ぐとその穴からお湯がしみ込んで麺がほぐれていく仕組み。

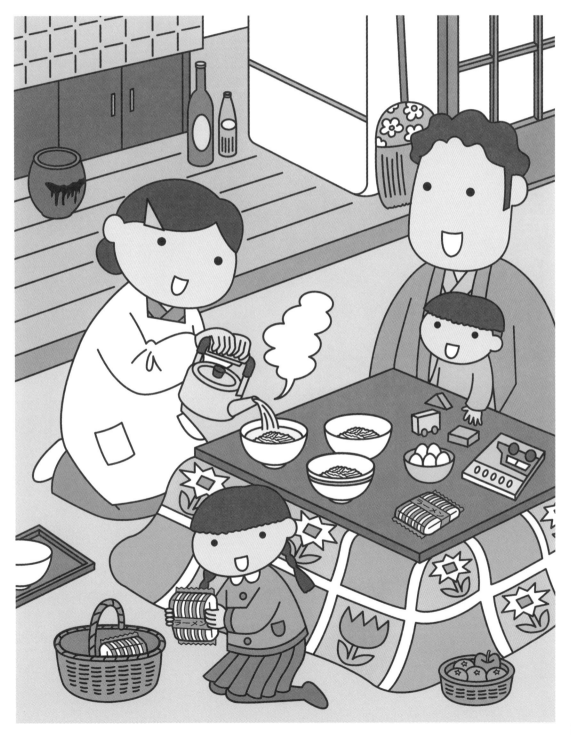

主婦の味方・電気洗濯機登場！

昭和30年代

 MINI 知識 昭和30年代初期に、テレビ、冷蔵庫と並んで三種の神器と呼ばれた電気洗濯機。それまでの洗濯はたらいと洗濯板を使って、洗濯物を洗濯板にこすりつける重労働だったが、洗濯機の登場で

間違いの数 **12** 個

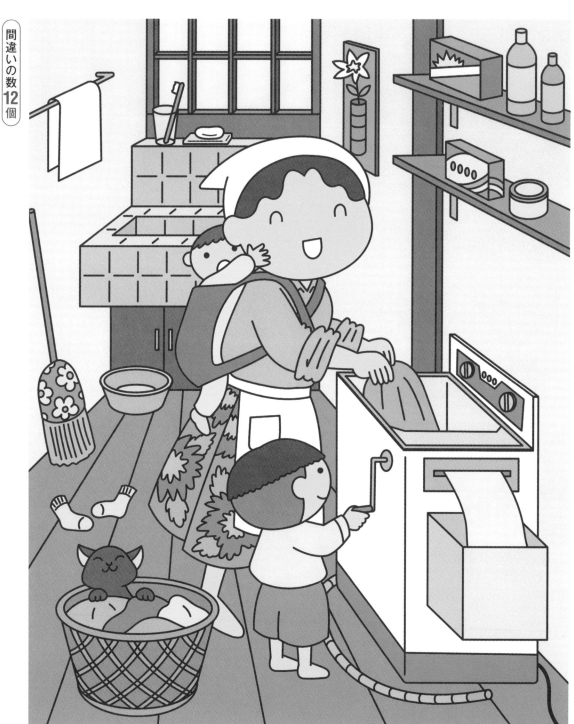

洗濯に割く労力はかなり軽減され、その分余暇の時間を取れるようになった。当時の洗濯機にはゴムのローラーがついていて、洗った洗濯物を挟み込みハンドルで手回しをすることで脱水していた。

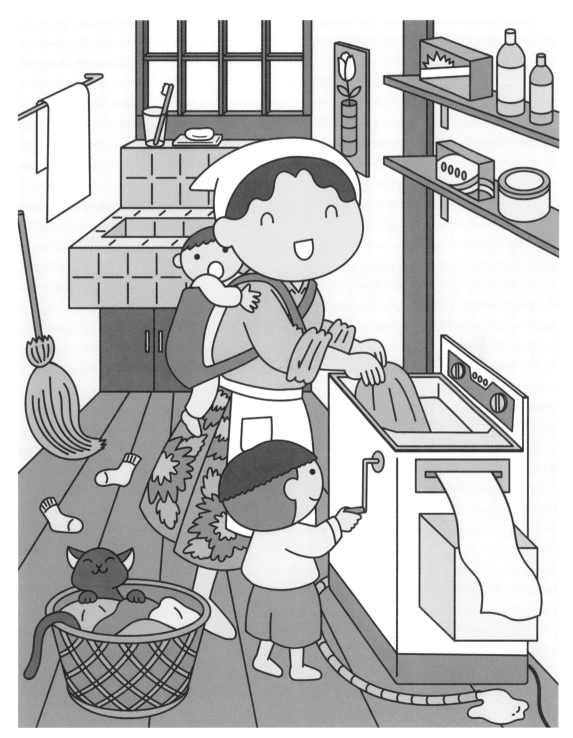

ミッチー・ブーム起こる

昭和34年

MINI 知識 昭和33年に皇太子である明仁親王と美智子妃の婚約が発表された。当時は週刊誌の創刊ラッシュが相次いでおり、民間出身ながら皇太子と結婚する美智子妃は週刊誌にとって格好の報道対

間違いの数 **12** 個

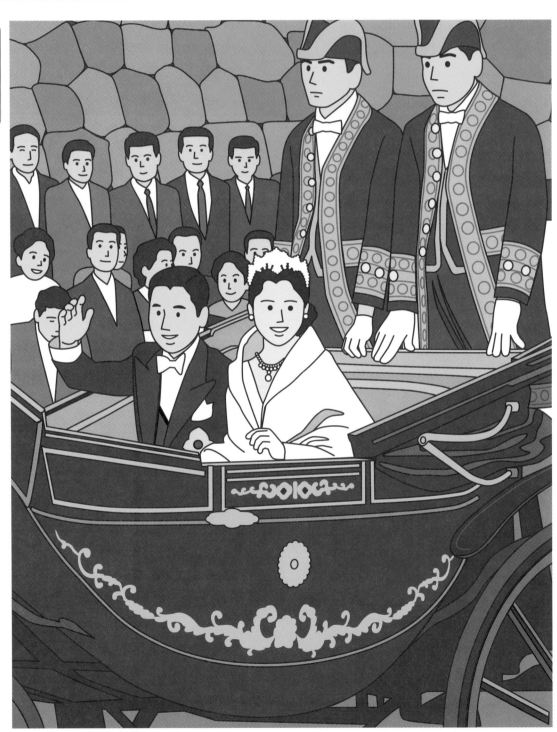

象で、これをきっかけに日本中で「ミッチー・ブーム」が巻き起こった。翌年に行われたご成婚パレードの生中継を一目見るために、テレビの売り上げも急増し、大きな経済効果を生んだ。

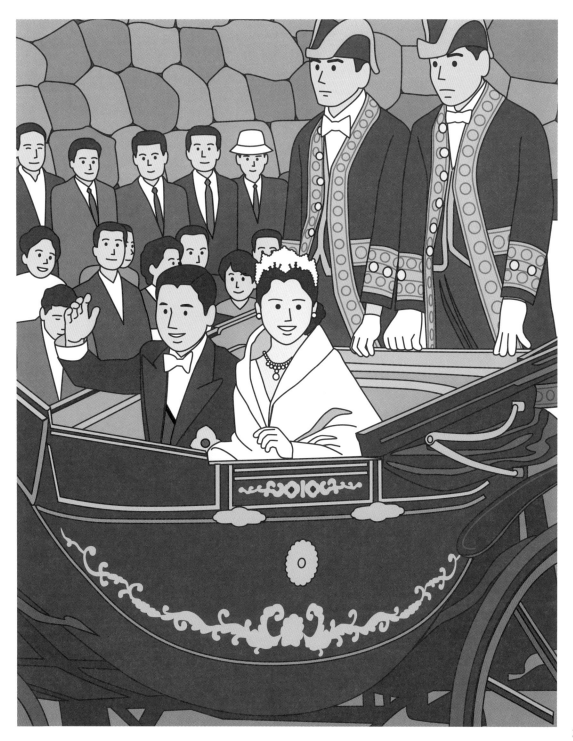

どこの家庭にもダイヤル式黒電話

昭和30年代後半

MINI 知識 昭和30年代後半から普及しどこの家庭にもあった黒電話。当時は日本電信電話公社と契約すると電話機が自動的にレンタルできたのだ。また黒電話は電話線から電気を給電されているため、

間違いの数 **12** 個

目標時間	目標時間内に 見つけた間違いの数	実測時間	最終的に 見つけた間違いの数
4分 00秒	／12個	分　秒	／12個

停電中にも使えるという大きなメリットがあった。だが昭和60年に端末設備の自由化が進むと、コードレスフォンやFAXつきの電話が登場し、黒電話は徐々に姿を消していく。

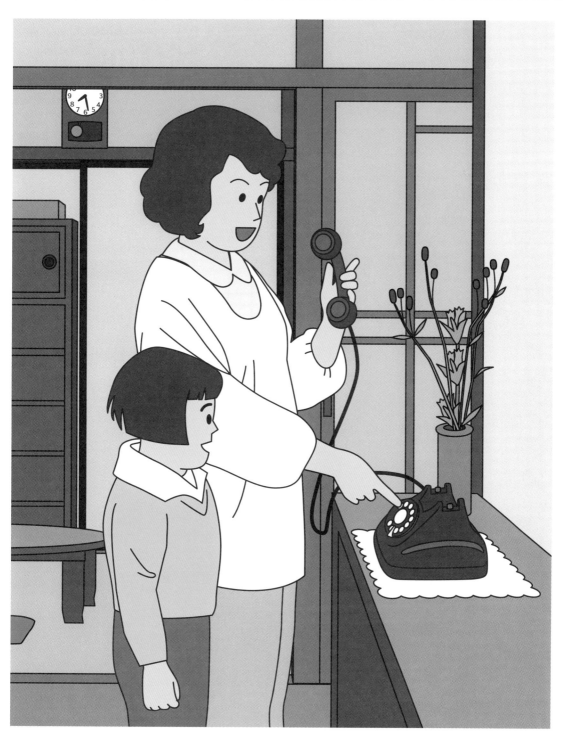

アメリカに憧れた若者たち

昭和39年

MINI 知識 昭和39年の夏ごろに銀座のみゆき通りに現れたのがみゆき族。アメリカのファッションにあこがれて、男性はアイビールックを着崩して「VAN」や「JUN」の紙袋を小脇に抱え、女性は白

間違いの数 **12** 個

プリンセス

KETEL
ルインコート

いブラウスに踵の低い靴をはき、スカーフやネッカチーフを首周りに巻いていた。しかし、東京オリンピックを前に警察によって取り締まられ、みゆき族は秋には姿を消した。

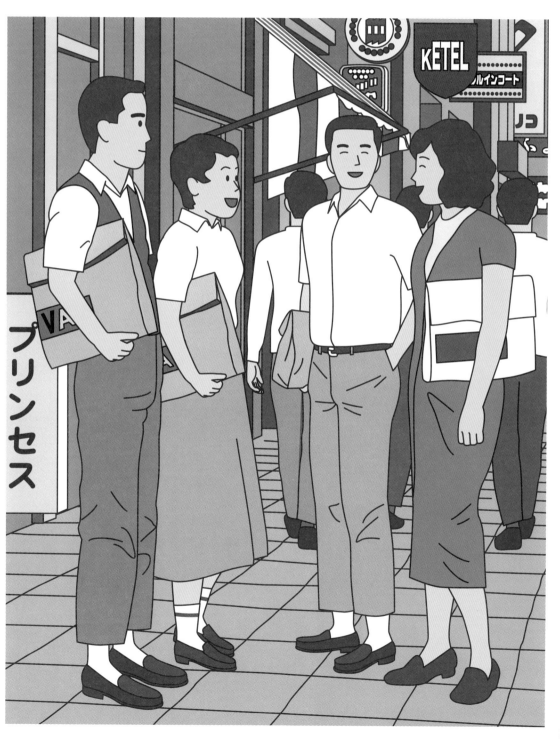

新幹線開業

夢の超特急ひかり号走る

昭和39年

MINI 知識 昭和39年の10月に東京オリンピックの時期に合わせて開業した東海道新幹線。当時は「ひかり」も「こだま」も全席指定だった。しかし需要が増加するにつれて切符の販売が間に合わなくなり

間違いの数 **12** 個

祝　超特急ひかり号

目標時間	目標時間内に 見つけた間違いの数	実測時間	最終的に 見つけた間違いの数
4分**00**秒	／**12**個	分　　　秒	／**12**個

12月には「こだま」に初の自由席が誕生。当初は混雑する年末年始の一時的なものだったが、翌年の5月には自由席が通年設けられるように。「ひかり」に自由席が設けられるのは昭和47年から。

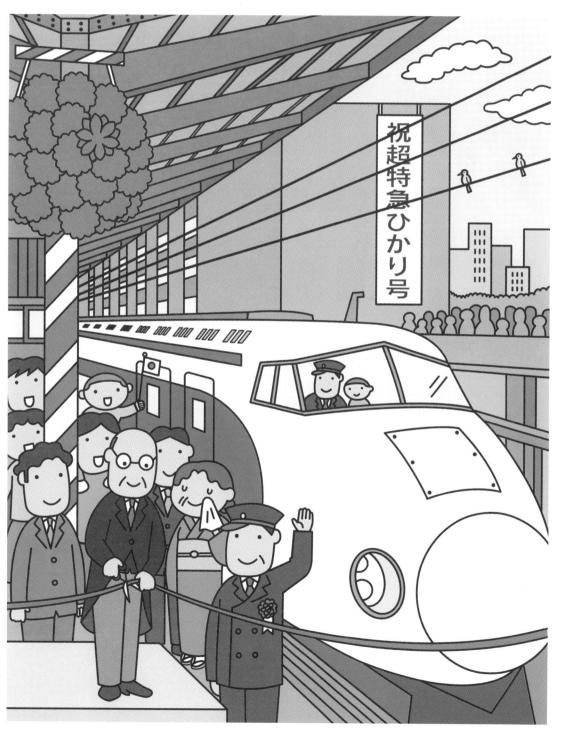

10月10日秋晴れの入場式

昭和39年

MINI 知識 昭和39年の東京オリンピックの聖火リレーの最終走者となったのは、当時陸上競技選手だった坂井義則。東京オリンピックへの出場を目指していたが代表選考会で敗退。しかし、広島への原爆

間違いの数 **12**個

投下の日に広島で生まれたという出生に注目され、聖火最終ランナーとして白羽の矢が立った。その後
坂井はフジテレビに入社し、スポーツと報道分野で活躍した。

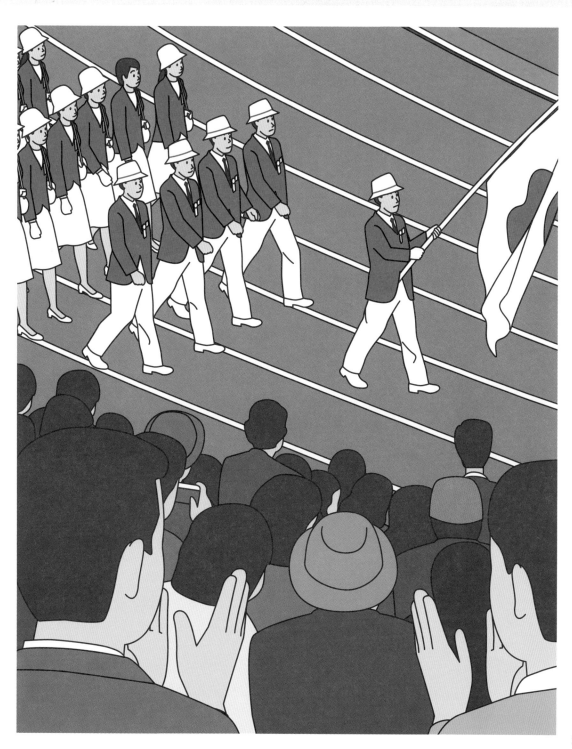

MINI知識 日本では長い間バレーボールは9人制だったが、欧米では6人制。そこで大日本紡績株式会社の女子バレーチーム監督の大松博文は昭和33年にチームを6人制に編成して、海外の大会への出

間違いの数 **12**個

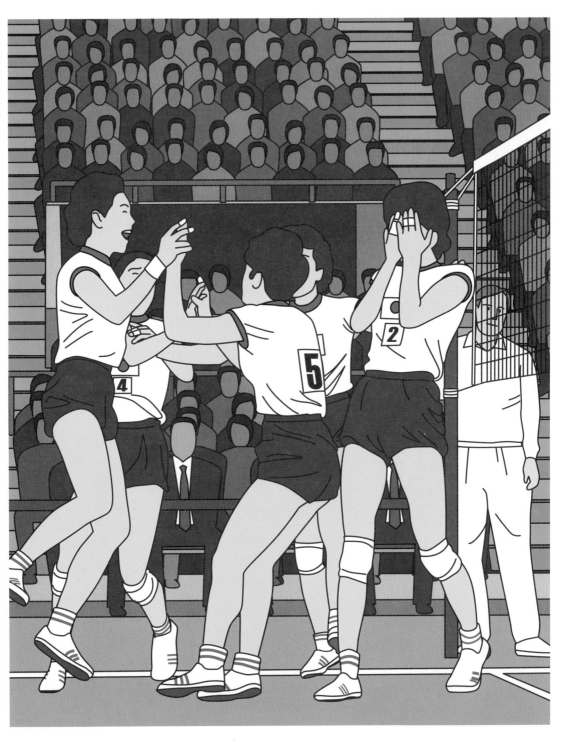

場を目指す。昭和36年の欧州遠征で24連勝を記録し、チームのメンバーは「東洋の魔女」と呼ばれるようになる。そのまま彼女たちは東京オリンピックに出場し見事金メダルを獲得した。

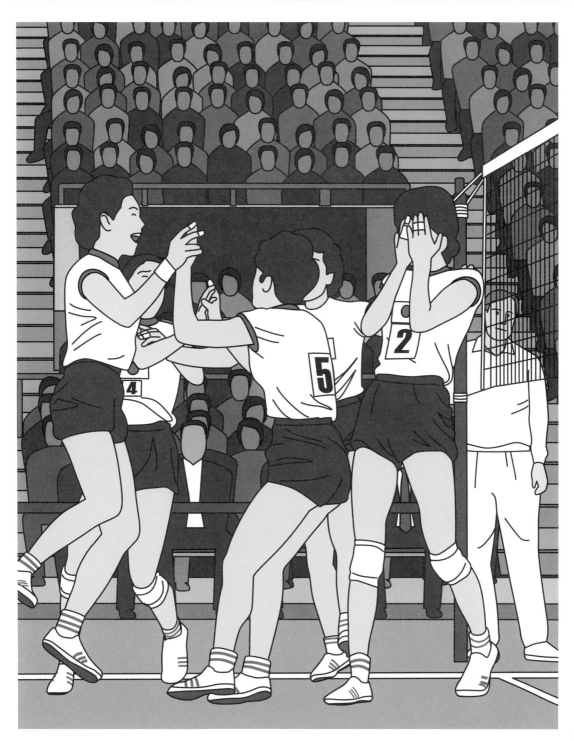

Q.17　〈土管広場〉

資材置き場になった空き地で遊び放題　昭和40年代

MINI 知識 土管というのはもともと粘土を焼いて作った円筒のことで、コンクリート製の円筒は本来ヒューム管のこと。昭和30年代から40年代にかけて空き地に置かれていた土管もヒューム管である。当

間違いの数 12個

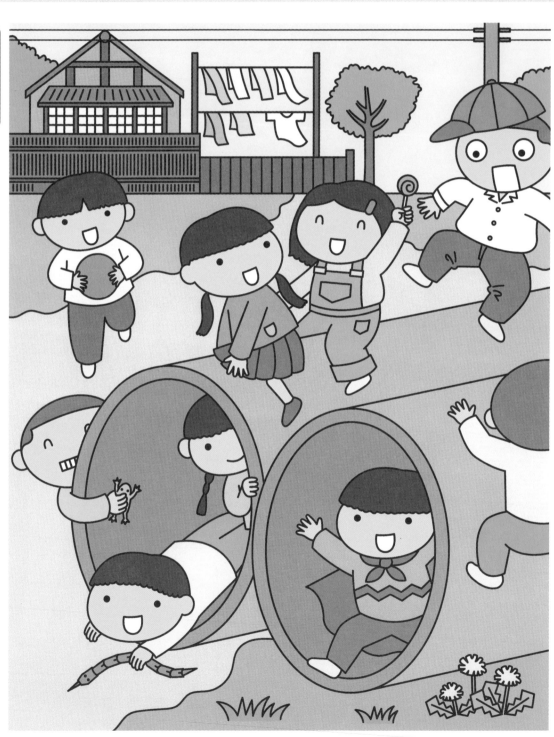

時高度経済成長期を迎えた東京では、人口の増加に対して下水道などのインフラが間に合っておらず、各地で工事が行われており、工事用の資材置き場として空き地に土管が置かれていた。

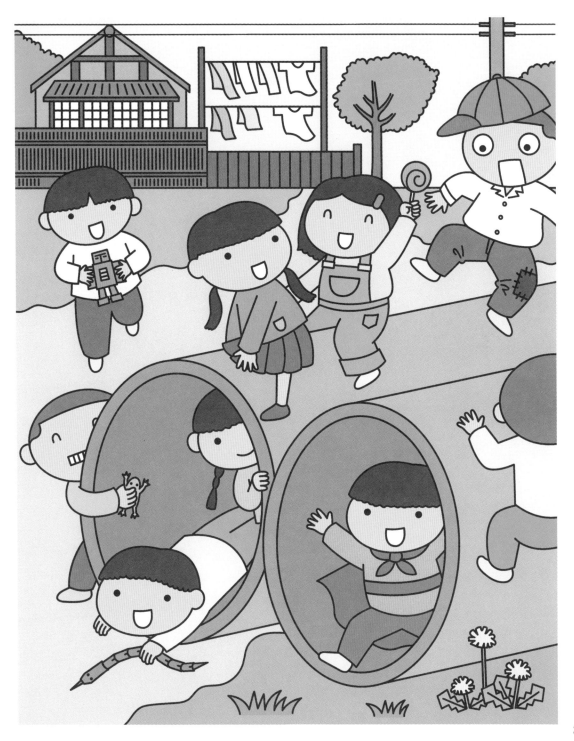

行くも地獄、帰るも地獄の通勤ラッシュ

昭和40年代

MINI知識 高度成長期の真っ最中である、昭和30年代から昭和40年代。当時の通勤ラッシュ時の混雑率は300パーセントを超えていたともいわれている。国鉄に冷房車が導入されたのは昭和45年から

間違いの数 **12** 個

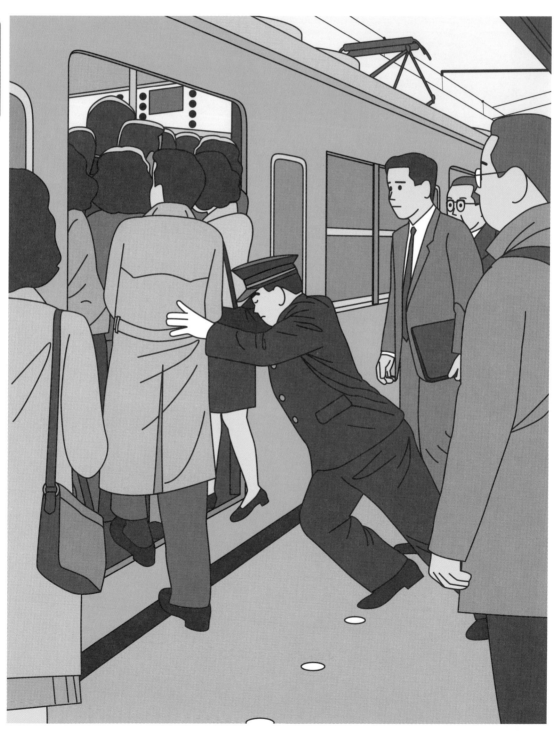

で、クーラーもない当時の電車に詰め込まれた乗客の中には失神者も出たという。また、夏よりも乗客が厚着する冬の方がよりラッシュが厳しかったという声もある。

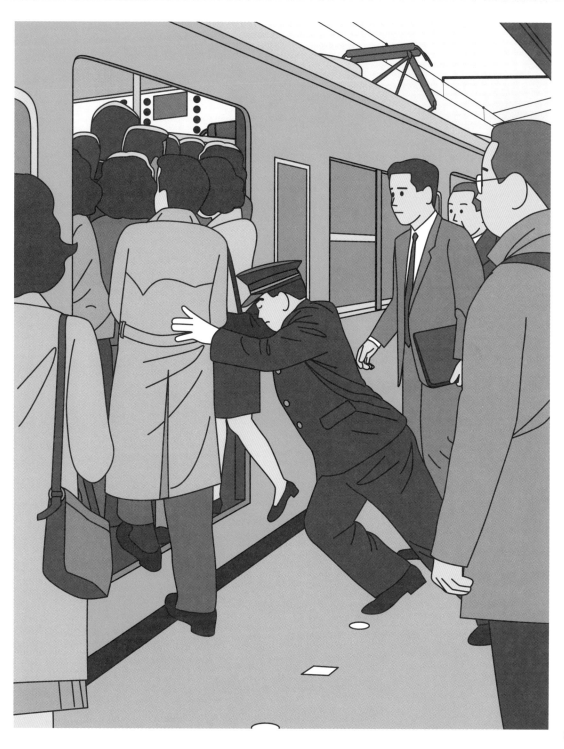

自家用車がある生活

昭和40年代

> **MINI 知識** 高度成長期に普及した三種の神器は白黒テレビ・洗濯機・冷蔵庫の3つだったが、昭和40年代のいざなぎ景気の時期には新たに3Cが普及し始める。この3Cとはカラーテレビ・クーラー・自

間違いの数 **12** 個

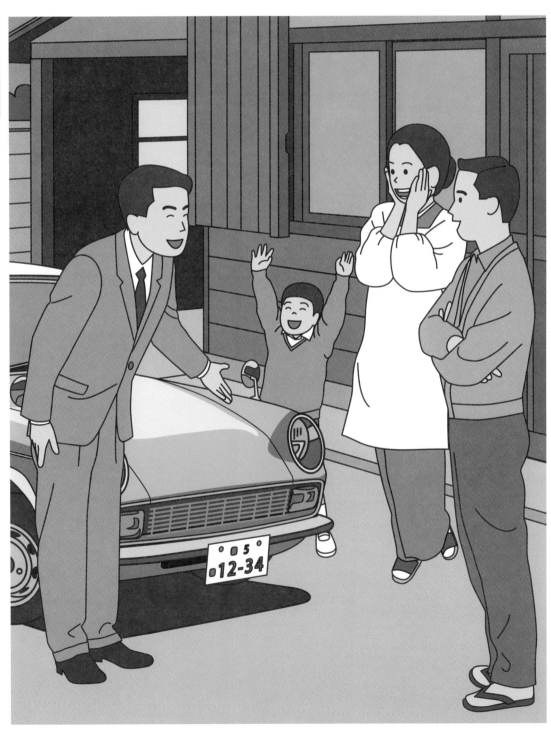

12-34

動車（カー）の3つ。それぞれの頭文字Cが呼び名の由来となっている。まず最初に東京オリンピックを契機にカラーテレビが売れ始め、一番普及が遅れたのはクーラーだった。

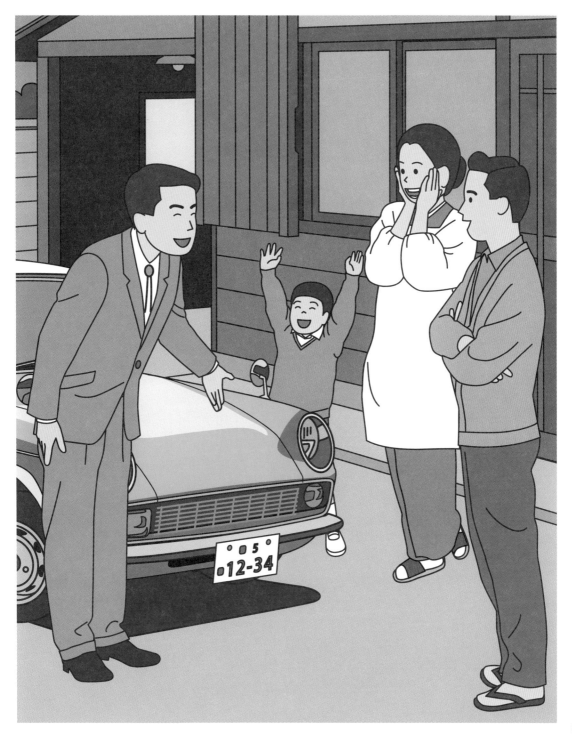

国産の着せ替え人形が大ヒット

昭和42年

MINI知識 昭和35年にダッコちゃんを大ヒットさせ、ビニール玩具製造のノウハウを持っていたタカラ（現タカラトミー）が、昭和42年に発売したのがリカちゃん人形。当時日本ではアメリカからバービー

間違いの数 **15**個

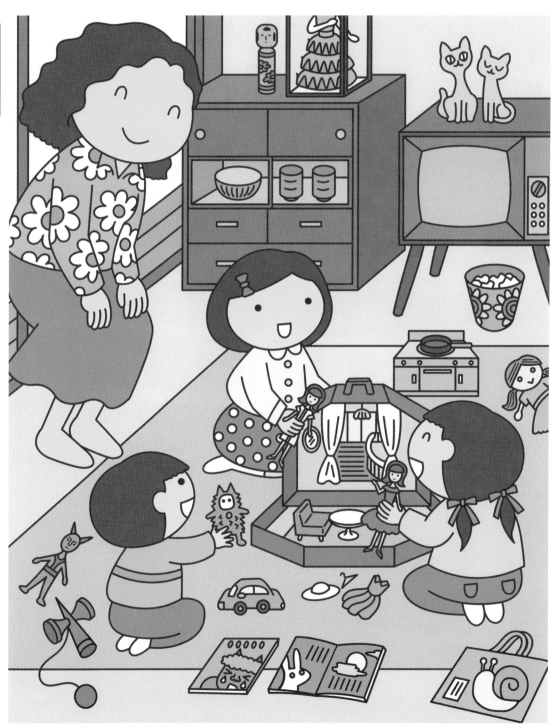

目標時間	目標時間内に 見つけた間違いの数	実 測 時 間	最終的に 見つけた間違いの数
5 分 00 秒	／15 個	分　　秒	／15 個

人形が輸入されて人気を博していたが、バービーよりもサイズが小さく日本人に親しみやすく作られたリカちゃん人形は、発売から2年で国内で一番売れた着せ替え人形となった。

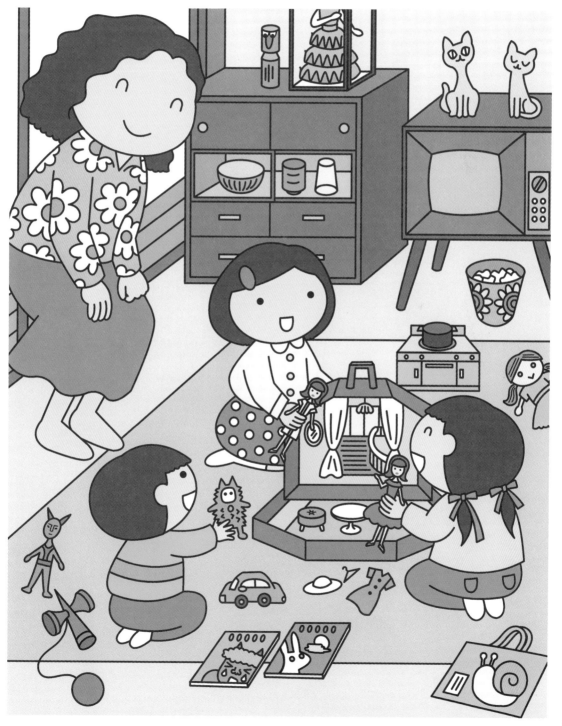

「3分間待つのだぞ」

昭和43年

MINI 知識 世界最初の市販レトルト食品となったのが昭和43年に発売された大塚食品のボンカレー。レトルトパウチ食品はそれまでも軍の携帯食や宇宙食として採用されていたが、一般向けに市販された

間違いの数 **15** 個

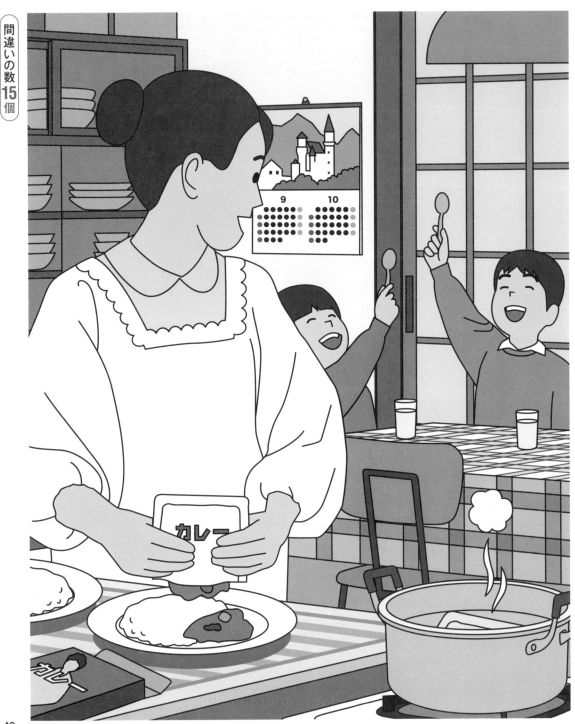

目標時間	目標時間内に 見つけた間違いの数	実測時間	最終的に 見つけた間違いの数
5分00秒	／15個	分　秒	／15個

のはボンカレーが初めて。発売当初は半透明のパウチを使っており、賞味期限が数か月しかなかったが、その後パウチにアルミ箔が使われ保存期間は2年と大幅に伸びた。

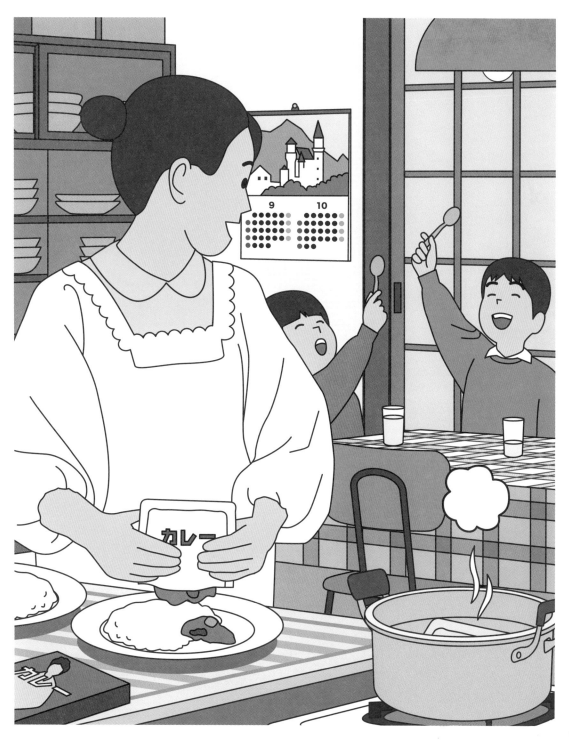

アポロ11号

人類月に立つ

昭和44年

MINI
知識 昭和44年、アポロ11号によって人類が初めて月に立った。地球上の人々はこの瞬間をテレビの前で固唾を飲んで見守ったが、月面着陸から離陸までの約20時間、飛行士は一睡もできずにずっ

間違いの数
15
個

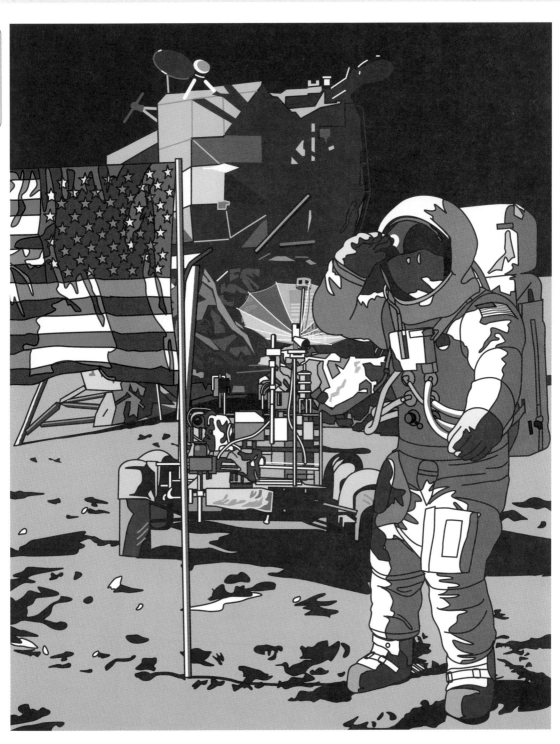

と働きづめだった。宇宙飛行士が月面で眠ったのはそれから2年後の昭和46年のこと。アポロ15号は月に3日間滞在しており、さすがの宇宙飛行士たちも不眠不休で働き続けるのは無理だった。

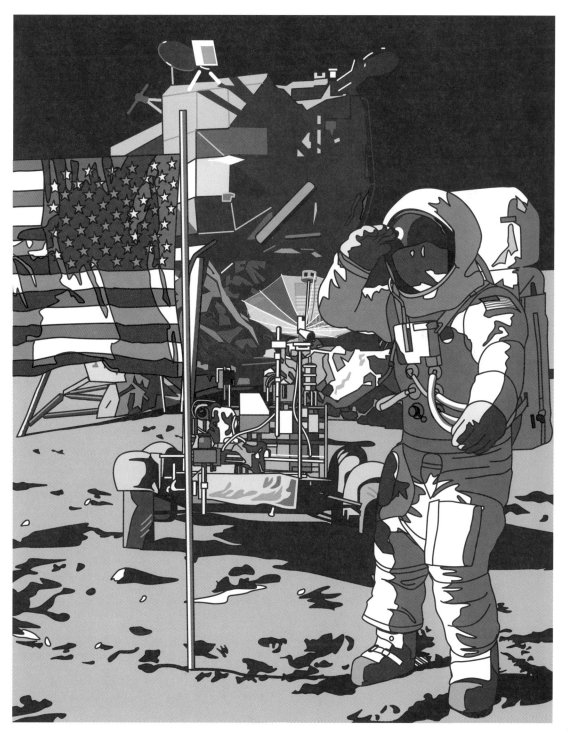

パンタロン、トンボメガネにチューリップハットが定番　昭和40年代

MINI知識　昭和40年代に若者の間でブームとなったヒッピー文化。新宿の喫茶店風月堂が彼らが集まるメッカとなった。既成の社会体制や価値観を否定する若者たちのカウンターカルチャー思想だったが、

間違いの数 15個

その思想とは別に奇抜なファッションが日本の若者に受け入れられブームになった。長髪にトンボメガネなどのラフなファッションが大学などにあふれた。

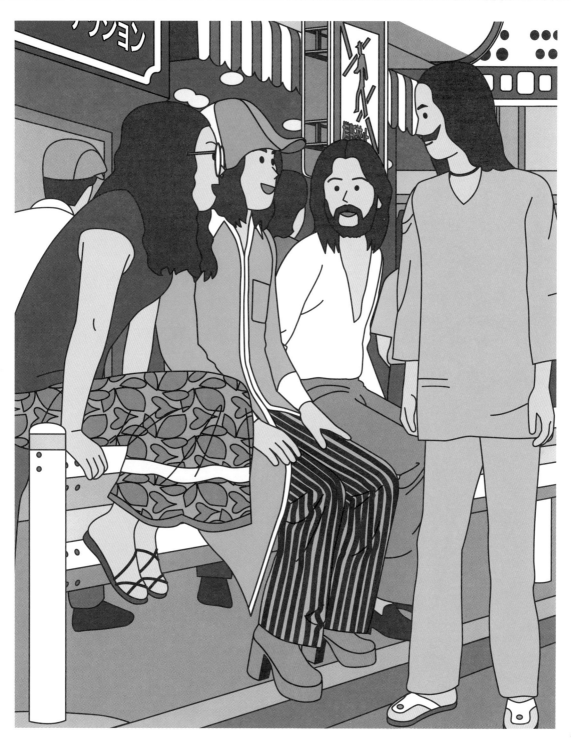

総入場者数約6422万人の大イベント

昭和45年

MINI知識 昭和45年に、大阪万博のテーマ館の一部として建造されたのが岡本太郎の太陽の塔。本来万博終了後には撤去されるはずだったが、市民の反対の声もあり、現代も万博記念公園でその姿を

間違いの数 **15**個

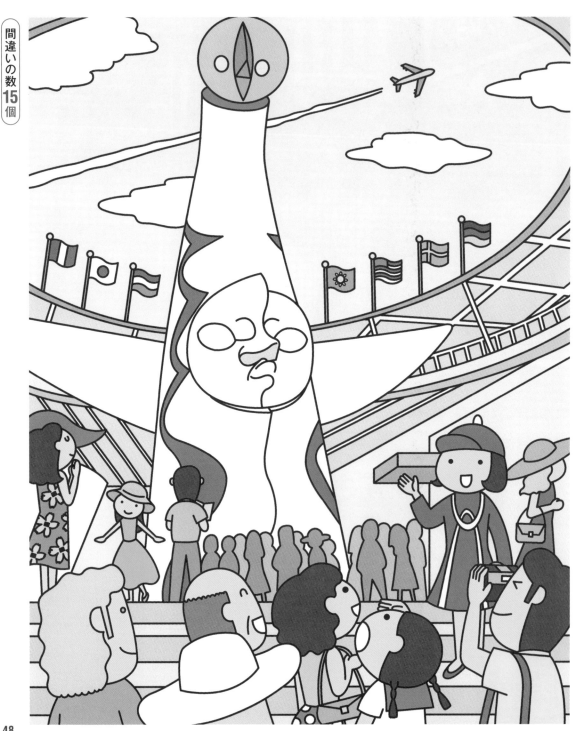

目標時間	目標時間内に 見つけた間違いの数	実測時間	最終的に 見つけた間違いの数
5分00秒	／15個	分　秒	／15個

見ることができる。また作品ばかりではなく、岡本太郎本人もテレビ番組へ多く出演した人気者で、「芸術は爆発だ！」という彼の言葉は多くの人の心に残っている。

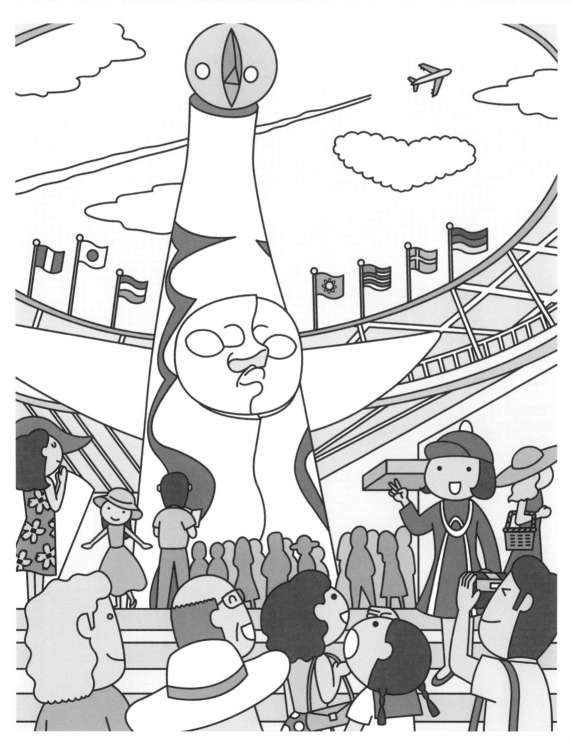

アメリカ館の目玉は「月の石」

昭和45年

MINI知識 大阪万博で展示された月の石は前年にアポロ12号が持ち帰ったもの。あまりにも行列が続き体調を崩す来場客も続出したため、日本政府は万博とは別にアメリカから寄贈されていた月の石を

間違いの数 **15**個

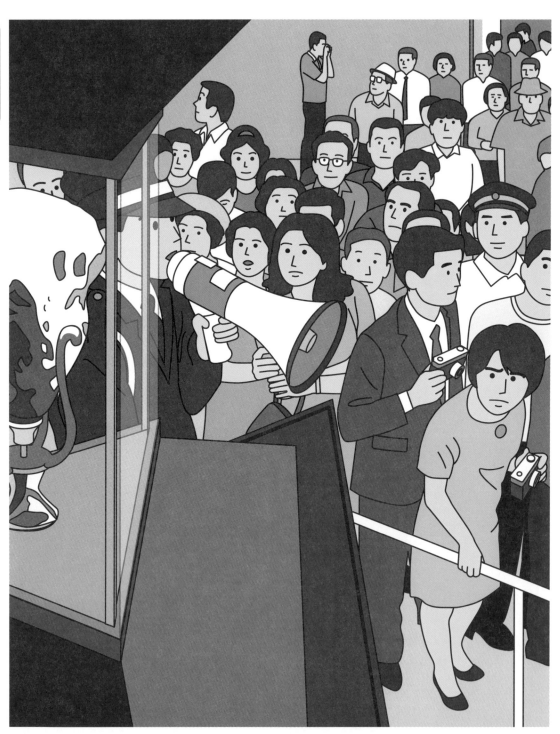

日本館でも展示するようになった。ただし、日本館で飾られたものはまさにカケラともいうべき小さな石だった。ちなみにアポロがこれまで持ち帰った月の石の総重量は381.7kg。

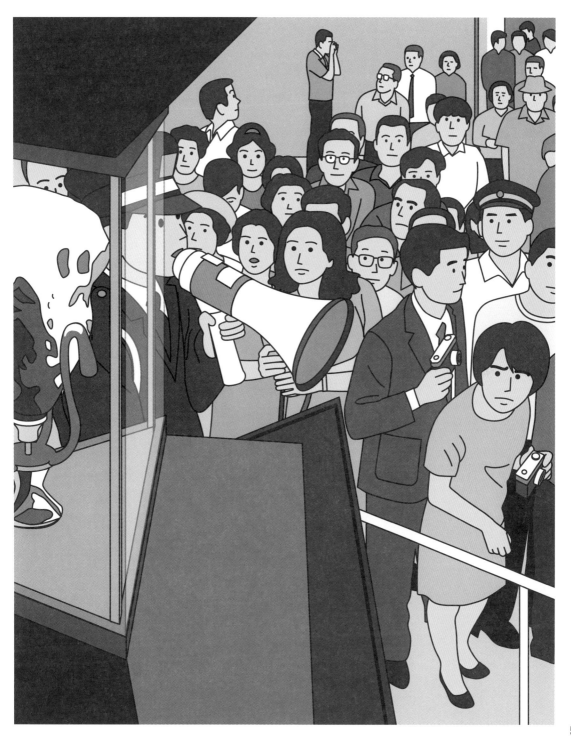

大学生が車内で漫画を読む時代

昭和45年

MINI知識 週刊少年マガジンは昭和40年に手塚治虫が連載を降板したことをきっかけに雑誌を劇画路線へ切り替えていく。その中でも一番のヒット作が昭和42年に連載が始まったボクシング漫画『あした

間違いの数 **15**個

のジョー』。昭和45年には作中人物の力石徹の葬儀が行われ、同年のよど号ハイジャック事件では犯人らが「われわれは明日のジョーである」と声明を出すなど、ジョーの生きざまに大人までも夢中になった。

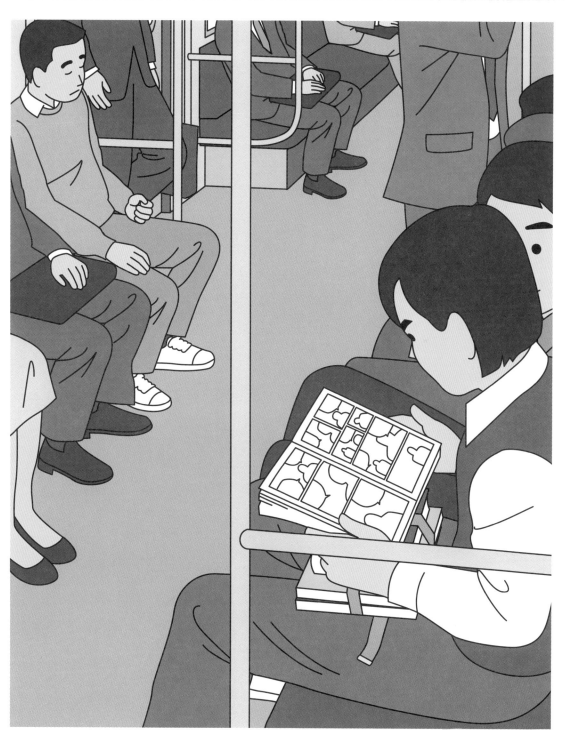

日の丸飛行隊メダル独占！

昭和47年

MINI 知識 昭和47年に札幌で開催された冬季オリンピック。開催するにあたって、札幌の街は大きく整備され、前年には北海道初の高速道路道央自動車道と札幌自動車道が開通。さらに全国で4番目とな

間違いの数 **15** 個

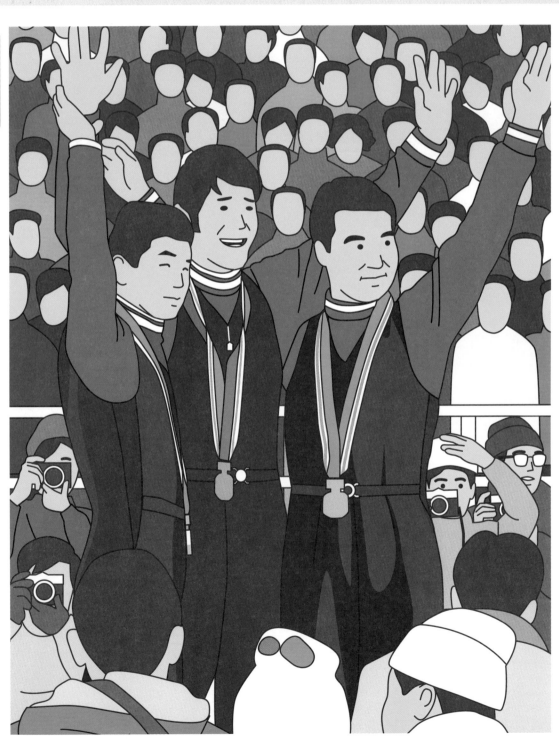

目標時間	目標時間内に 見つけた間違いの数	実測時間	最終的に 見つけた間違いの数
5 分 00 秒	／15 個	分　秒	／15 個

る地下鉄が開通し、札幌市内には冬でも快適に歩ける地下街が誕生する。この地下街の工事にかかった期間はわずか1年半。当時の日本の成長速度が実感できる。

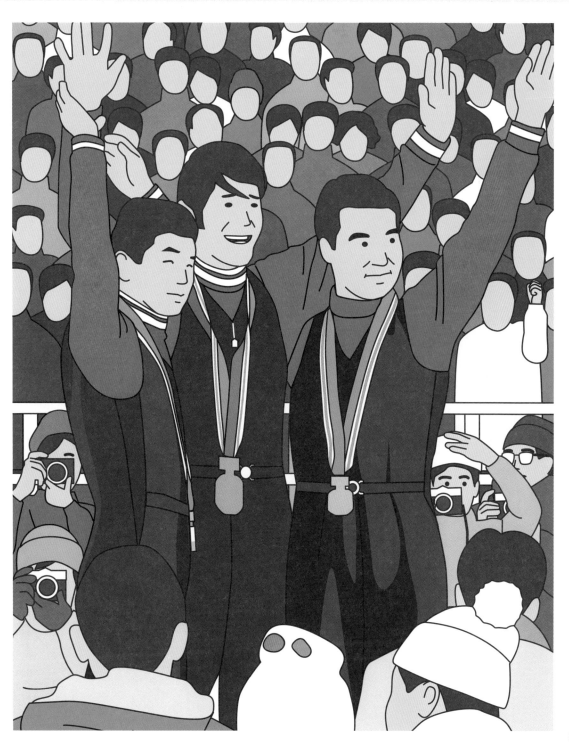

あまりのかわいらしさに大混雑

昭和47年

MINI 知識 昭和47年に日中国交正常化を記念して中国からやってきたジャイアントパンダのカンカンとラン ラン。この珍しい動物を一目見ようと上野動物園に大量の入場者が押し寄せたが、あまりの混雑

間違いの数 15個

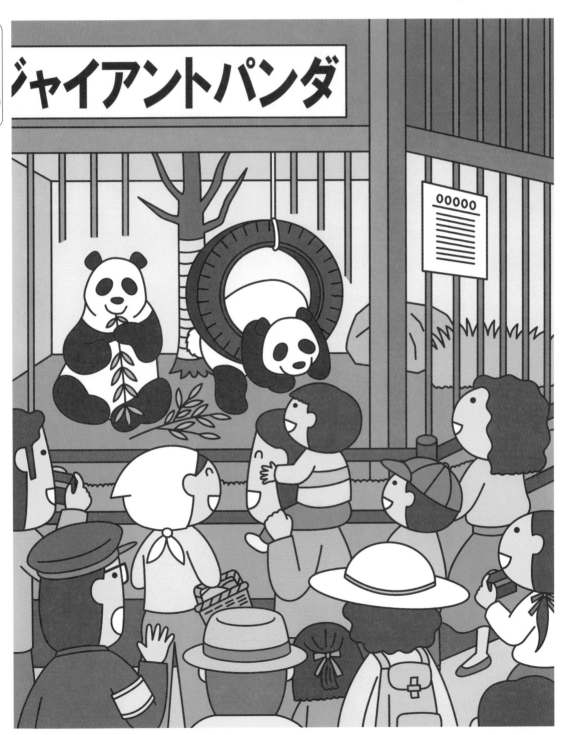

に2時間並んで見られたのは30秒程度ということも。また、飼育員たちは大変で、当時の獣医師はパンダ舎に泊まって異変が起きてないか24時間体制で観察を続けた。

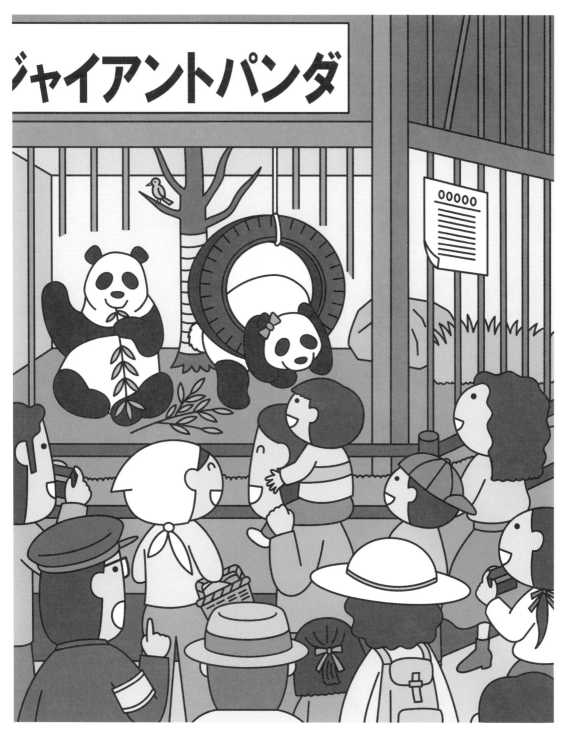

ボウリング人口1000万人突破！

昭和47年

> **MINI知識**　昭和40年代に大ブームが巻き起こったボウリング。街のボウリング場は2時間以上待たされることも珍しくなく、テレビでは中山律子をはじめ、女子プロボウラーの活躍が大いに話題を呼んだ。

間違いの数 **15**個

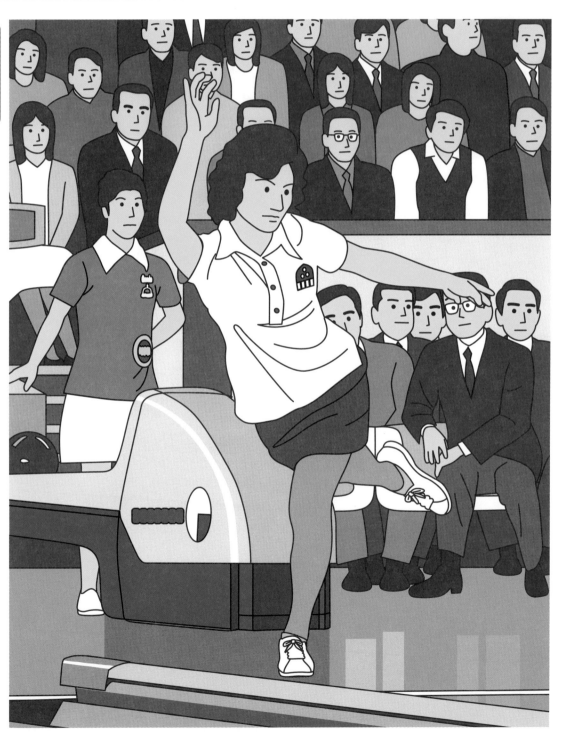

目標時間	目標時間内に見つけた間違いの数	実測時間	最終的に見つけた間違いの数
5分00秒	／15個	分　秒	／15個

現代のボウリングではスコアは機械が自動的につけてくれるが、当時のスコアシートは手書きで。記入したシートをプロジェクタの上に乗せると、スコアが上部に投影される仕組みになっていた。

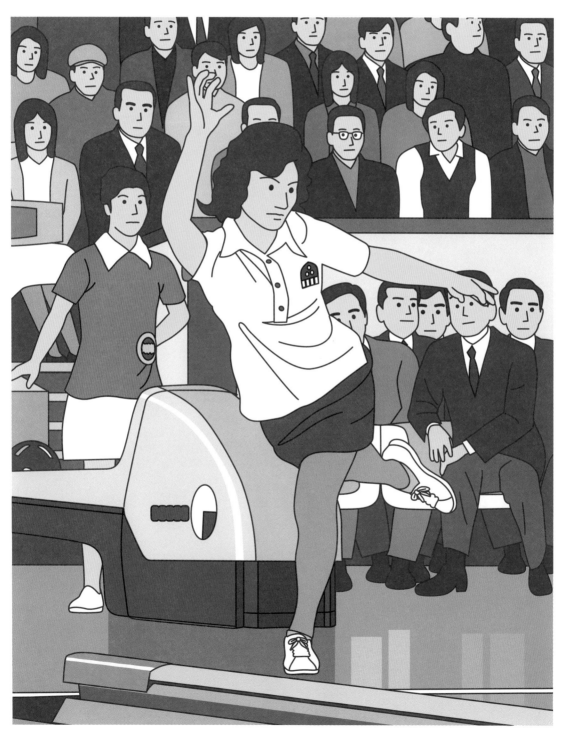

スーパーからトイレットパーパーが消えた！

昭和48年

MINI知識　昭和48年に中東で起きたオイルショック。その影響で日本ではトイレットペーパーの買占めなどが問題になった。新聞や週刊誌などでトイレットペーパーの売り切れが話題となり、ますます人々

間違いの数 15個

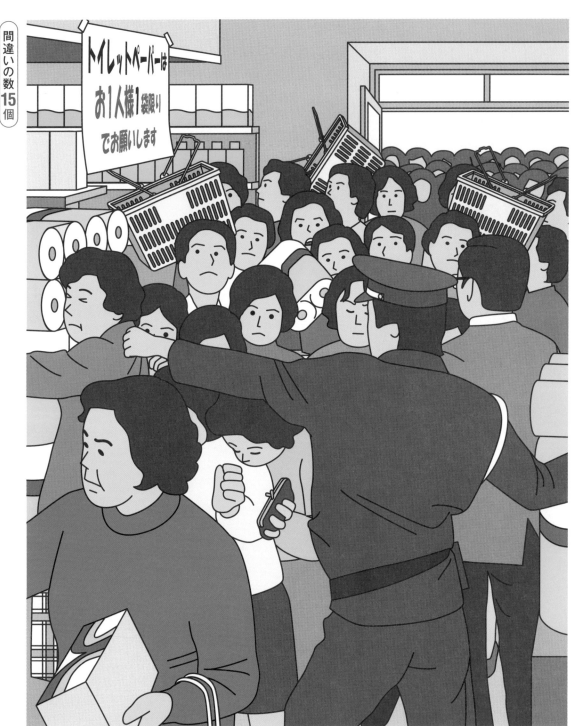

目標時間	目標時間内に 見つけた間違いの数	実測時間	最終的に 見つけた間違いの数
4 分 30 秒	／15個	分　　秒	／15個

は不安に駆られ買い急いだのだが、実は当時の日本の紙生産は安定していた。しかし買い溜めしようとする人々が急増したため、実際に店頭で買うことが難しくなったのだ。

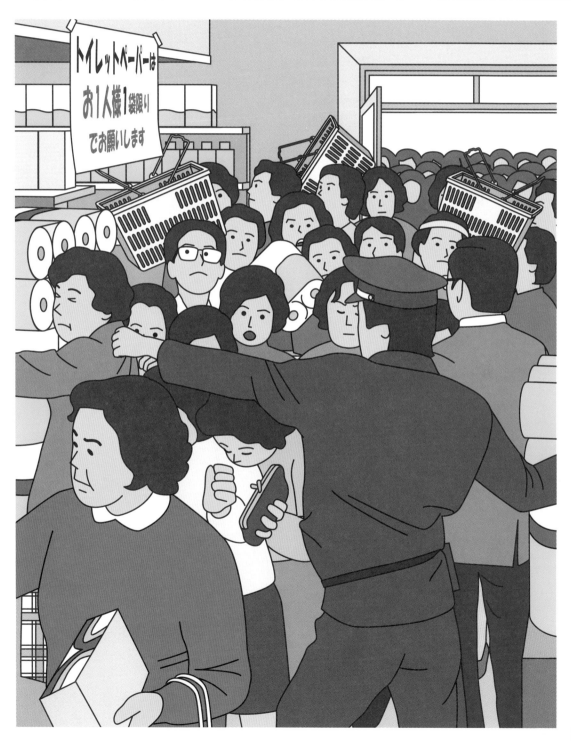

沖縄返還の象徴として開催

昭和50年

MINI知識 昭和47年に沖縄がアメリカから返還され、それを記念して昭和50年には沖縄海洋博が開催された。最大の目玉とされたのは会場に浮かぶ人工島アクアポリス。手塚治虫がプロデュースしたこ

間違いの数 **15** 個

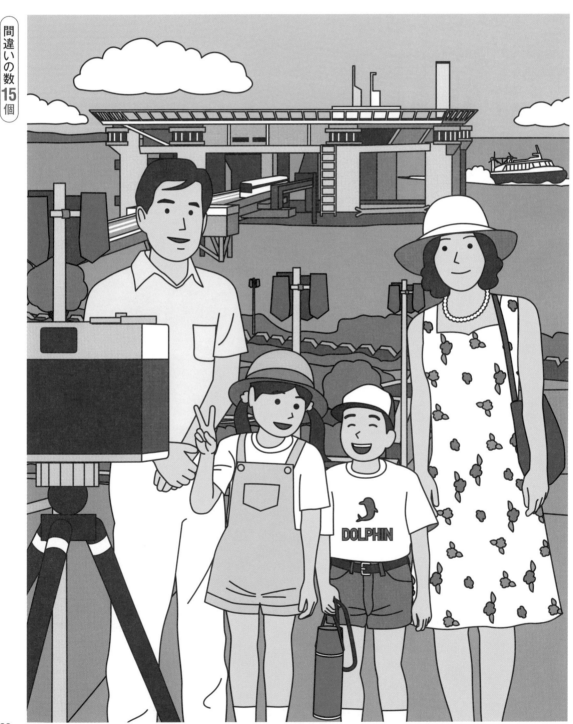

目標時間	目標時間内に 見つけた間違いの数	実測時間	最終的に 見つけた間違いの数
4分30秒	/15個	分　秒	/15個

とでも話題になったが、そこまでアミューズメント的な仕掛けもなかったため、拍子抜けする来場者も多かった。最終的な入場者は約350万人に留まり、当初の予定よりも100万人少なかった。

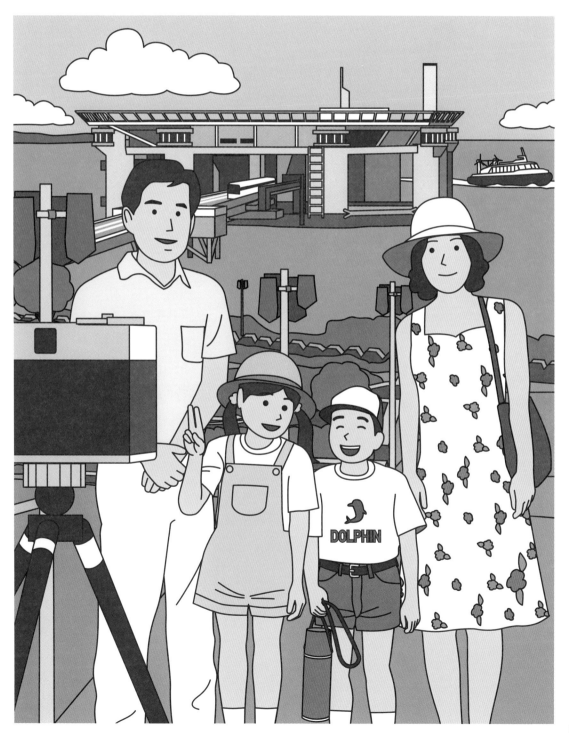

スーパーカーグッズに夢中

昭和50年

MINI 知識 昭和50年に週刊少年ジャンプで『サーキットの狼』が始まると子供たちの間で、スーパーカーブームが巻き起こる。当然子供たちはスーパーカーそのものは買えないが、プラモデルやポスターに、

間違いの数 **15** 個

下敷き、筆箱、スーパーカー消しゴムなど学校に持ち込める文房具が大ブームに。テレビでもスーパーカーの番組が放映され、全国で展示会も行われた。

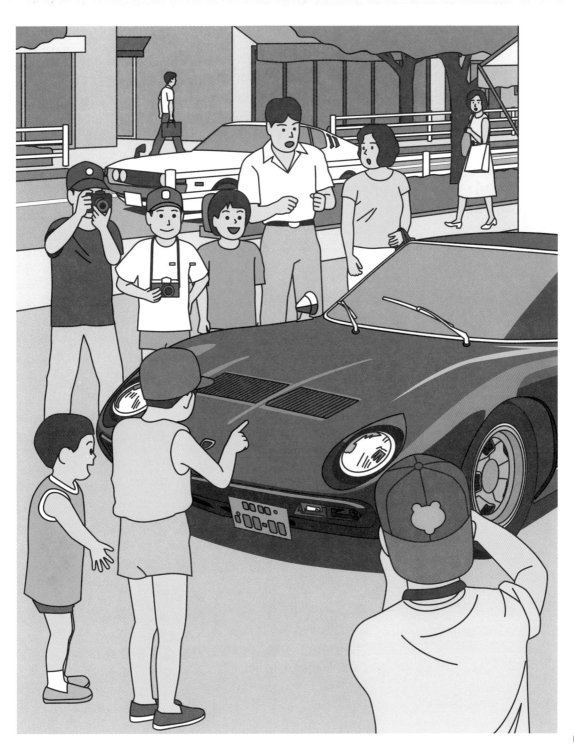

Q.33 フォークソング

社会派フォークから四畳半フォークへ

昭和40〜50年代

MINI知識 昭和40年代後半に人気となったのが四畳半フォーク。それまでのフォークソングは歌詞に社会に対するメッセージが込められていたのに対し、四畳半フォークは恋人同士の貧しい生活などを歌っ

間違いの数 **15**個

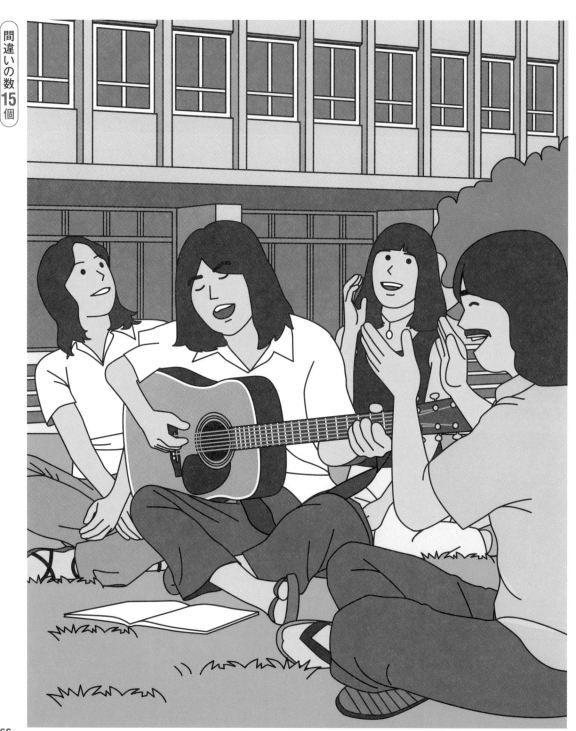

たあくまで個人的なもの。このジャンルの代名詞となっているのがかぐや姫の『神田川』だが、歌詞の中に出てくる下宿は三畳一間。2人で住むにはかなり狭かった。

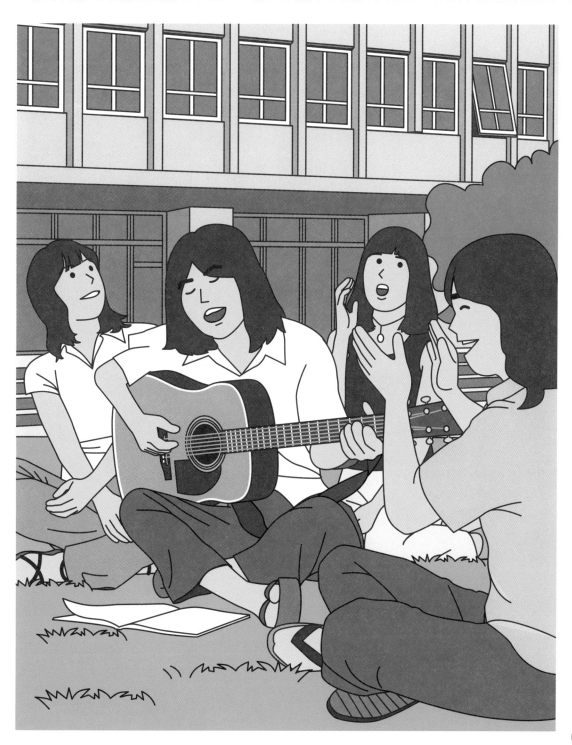

ゲーム喫茶大流行！

昭和53年

MINI 知識 今では外でゲームをする場所といえばゲームセンターだが、スペースインベーダーが登場した昭和53年にはまだ現在のようなゲームセンターがほぼ存在せず、代わりにテーブルがゲーム筐体と

間違いの数 **15** 個

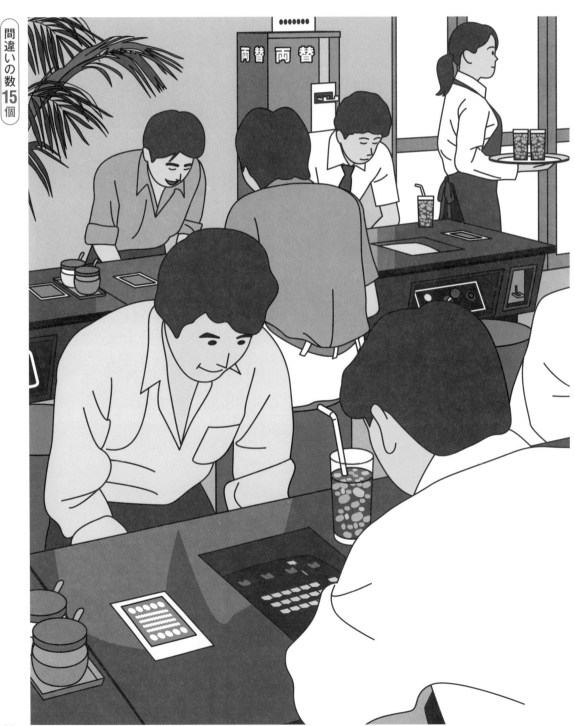

両替　両替

一体化しているゲーム喫茶が人気となった。テーブルの上に100円を積んで食事をしながらゲームをする人も多く、その人気は翌年の100円硬貨の発行枚数が異常に多くなるほどだった。

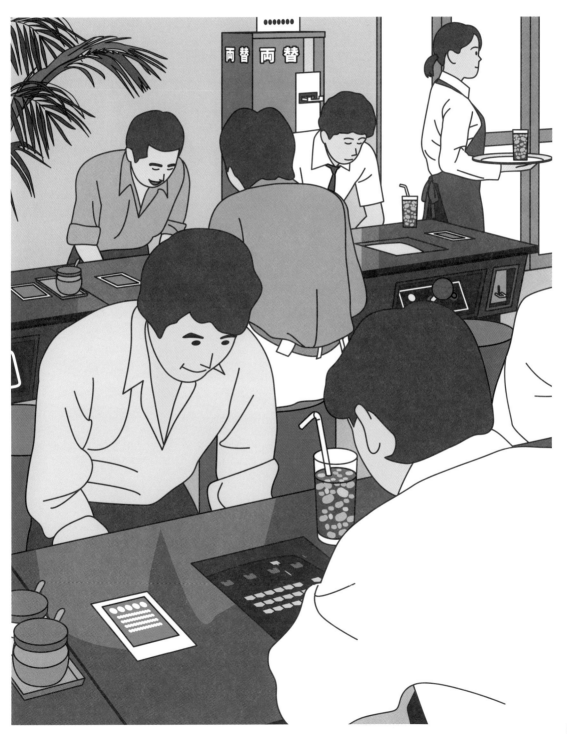

宇宙を往復できる宇宙船登場！

昭和56年

MINI 知識 それまでの宇宙ロケットが使い捨てだったのに対し、スペースシャトルは再使用をコンセプトにした宇宙船。機体を使いまわすことで通常のロケットよりも飛行コストを安くできると見込まれてい

間違いの数 **15** 個

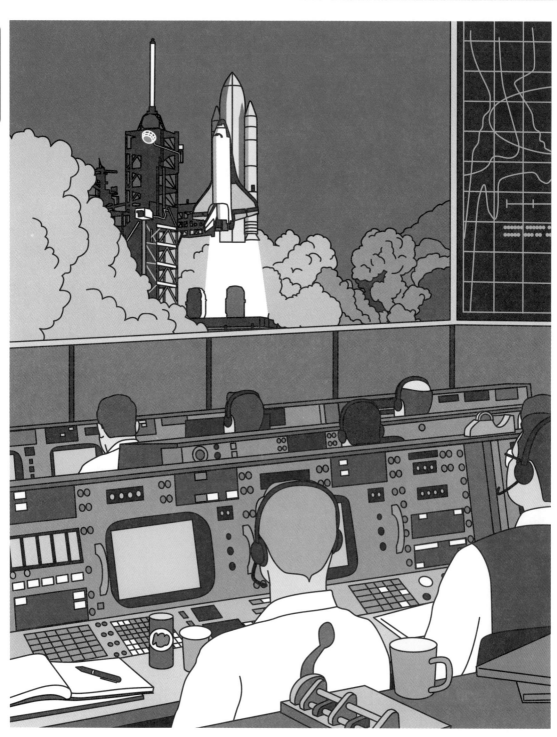

たが、実際は再使用のたびに細かい検査が必要となり、高コストだった。しかし、飛行機のような翼で滑空して帰還する姿には独自の魅力があった。

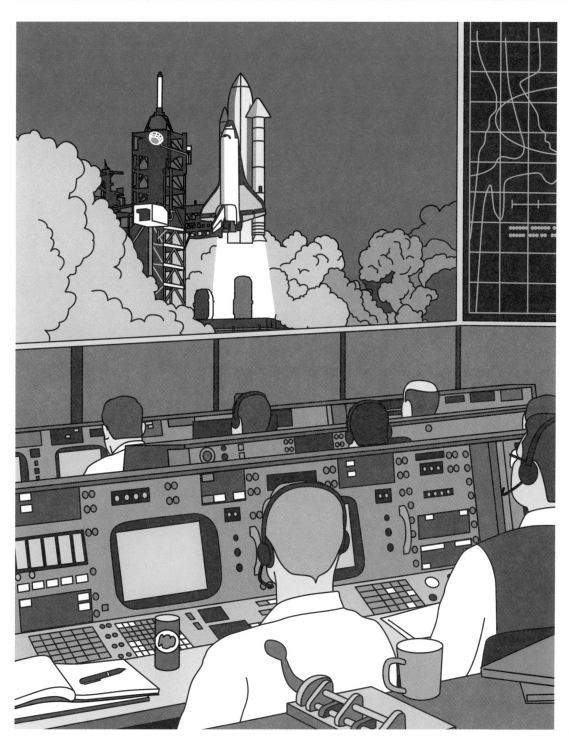

登場即大ブーム。全世界累計で約6,191万台販売

昭和58年

MINI知識 昭和58年に任天堂から発売されたファミリーコンピュータ。発売当時の価格は1万4800円。ソフトを入れ替えする際には、イジェクトレバーをスライドさせて本体に挿したソフトを押し上げてい

間違いの数 15個

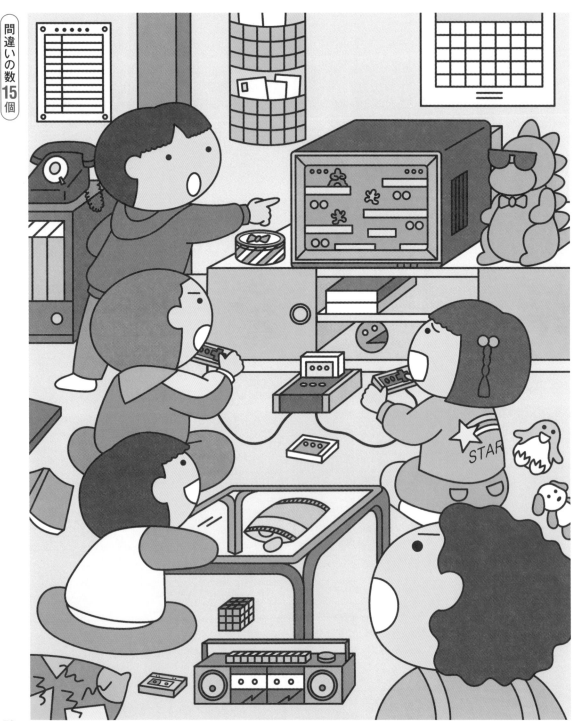

たが、実はイジェクトレバーを使わず手で引き抜いても何も問題はなかった。カセットが飛び出る仕掛け
を子供が喜ぶのではないかと考えてつけられたものだった。

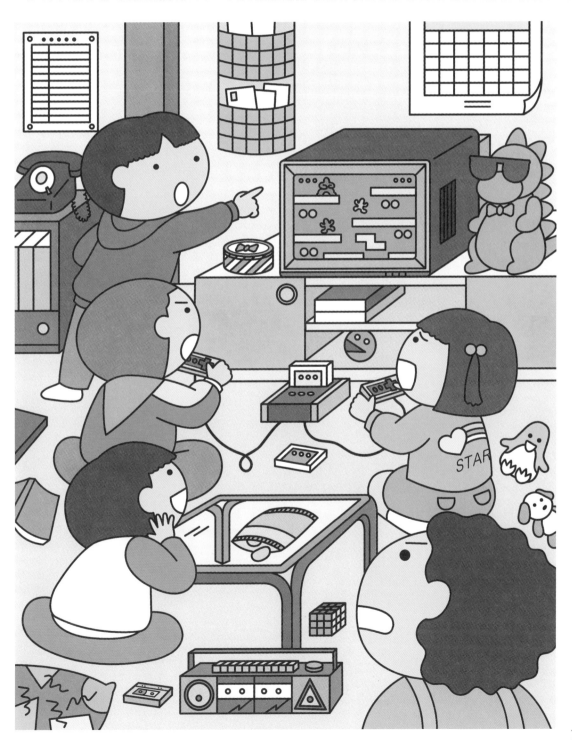

テレビCM採用でエリマキトカゲブーム爆発　　昭和59年

MINI 知識　昭和59年にテレビ番組『わくわく動物ランド』に登場して人気に火が付いたエリマキトカゲ。その人気はプレゼント用のぬいぐるみが6個しかなかったにもかかわらず、70万通も応募が殺到し

間違いの数 **15** 個

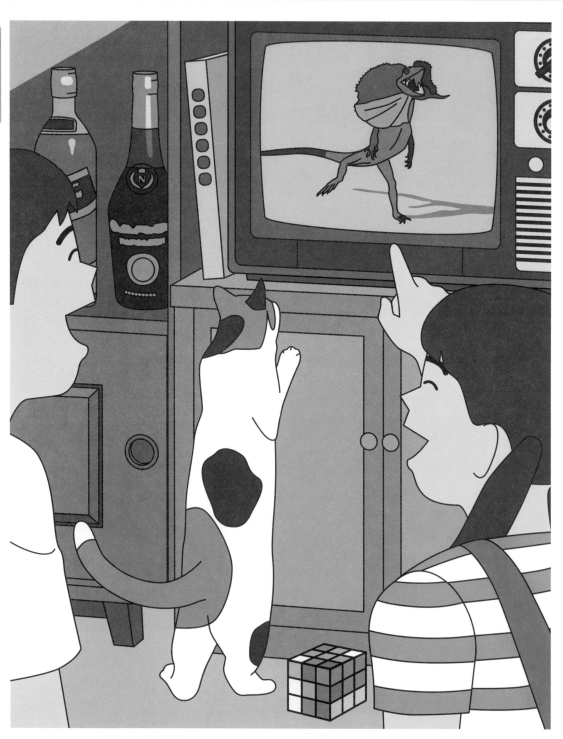

目標時間	目標時間内に見つけた間違いの数	実測時間	最終的に見つけた間違いの数
5分00秒	/15個	分　　秒	/15個

たほど。その後に三菱自動車のCMにエリマキトカゲが登場し完全にブームとなるも、当時の日本でエリマキトカゲを飼育していた動物園はなく、みんな写真やグッズで我慢していた。

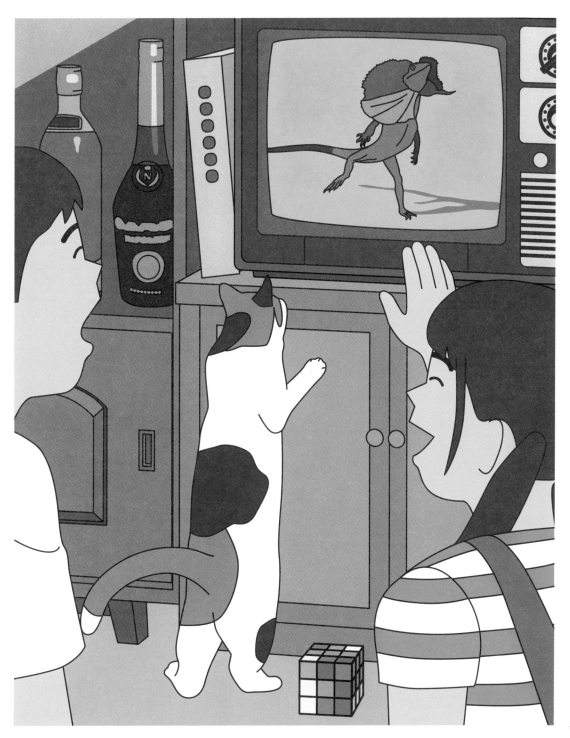

カメラなのにフィルム？

昭和61年

MINI知識 昭和61年に登場したフジカラーの「写ルンです」。「使い捨てカメラ」と呼ばれることが多かったが、正確には「レンズ付きフィルム」で、あくまで本体はフィルムでカメラ部分は現像の際に

間違いの数 **15** 個

目標時間	目標時間内に 見つけた間違いの数	実測時間	最終的に 見つけた間違いの数
5分00秒	／15個	分　　秒	／15個

返さなければならない。誰もが携帯電話やスマホで写真を撮れる現在ではもう必要ない……と思いきや近年は、デジタルとは違う画質で撮れるという点が評価され、若者たちの間でも人気に。

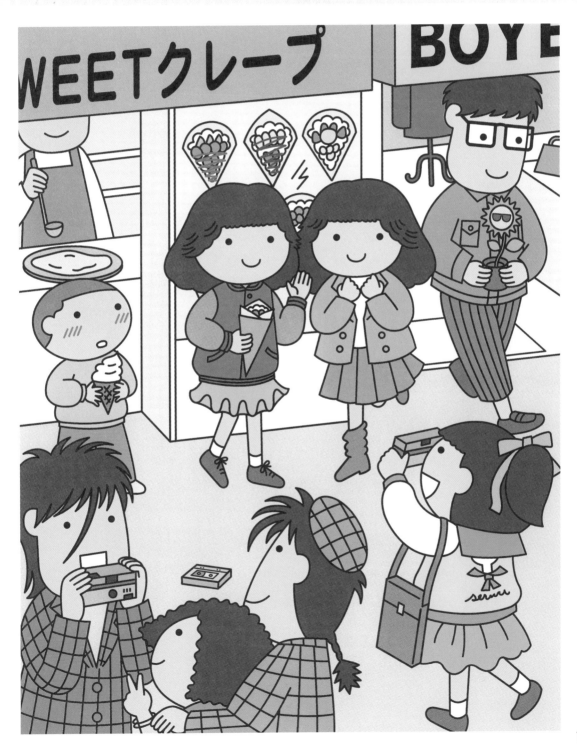

「私をスキーに連れてって」

昭和62年

MINI
知識　昭和62年に映画「私をスキーに連れてって」のヒットに加えて、週休2日制の一般化やスキー用品の低価格化も進み、若者たちの間でスキーが大ブームに。昭和61年の国鉄では全国の主要

間違いの数 **15** 個

都市の駅からスキー場へと出発する列車「シュプール号」の運行も始まった。スキーブームはその後もしばらくは続き、最盛期の平成5年にはスキー人口は1860万人にまで増加した。

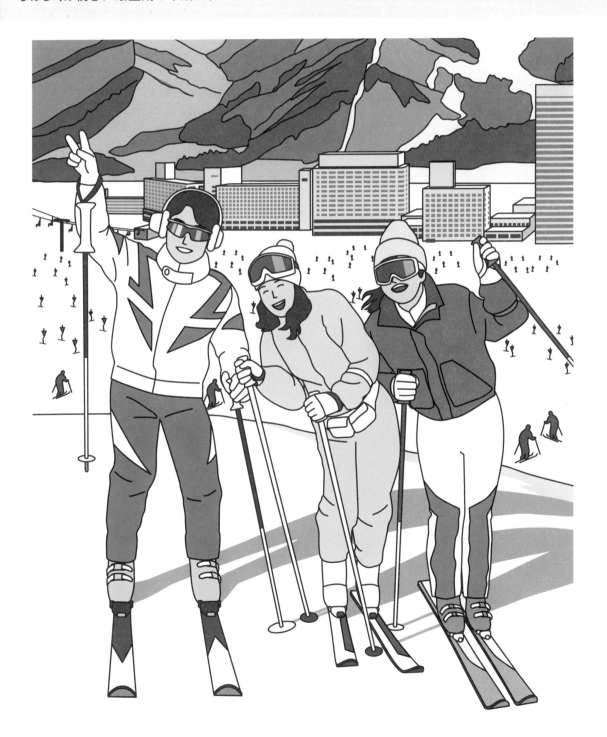

Q.40

MINI知識

ポケットベル

数字での言葉遊びが大ブーム

実は昭和43年には国内でサービスが開始されたポケットベル。あまり一般には普及していなかったが、昭和62年に10文字程度の数字をディスプレーに表示できるタイプのポケベルが登場する。これに目をつけたのが女子高生。数字しか送受信できなかったが「0840＝おはよう」のような語呂合わせや言葉遊びを駆使した独自の使い方でポケベルブームを巻き起こした。

昭和62年

目標時間
3分**30**秒

目標時間内に見つけた間違いの数
／**12**個

実測時間
分　　　秒

最終的に見つけた間違いの数
／**12**個

目標時間内に見つけられた
間違い数を書き込んでください

見つけた間違いの数で脳の活性度をチェック！

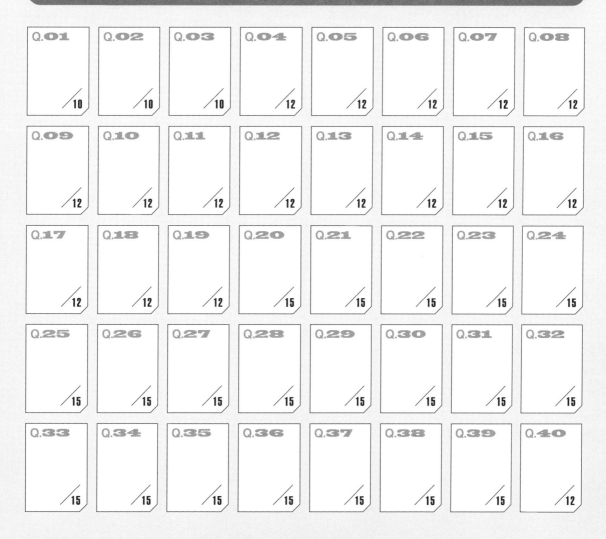

| Q.01 /10 | Q.02 /10 | Q.03 /10 | Q.04 /12 | Q.05 /12 | Q.06 /12 | Q.07 /12 | Q.08 /12 |

| Q.09 /12 | Q.10 /12 | Q.11 /12 | Q.12 /12 | Q.13 /12 | Q.14 /12 | Q.15 /12 | Q.16 /12 |

| Q.17 /12 | Q.18 /12 | Q.19 /12 | Q.20 /15 | Q.21 /15 | Q.22 /15 | Q.23 /15 | Q.24 /15 |

| Q.25 /15 | Q.26 /15 | Q.27 /15 | Q.28 /15 | Q.29 /15 | Q.30 /15 | Q.31 /15 | Q.32 /15 |

| Q.33 /15 | Q.34 /15 | Q.35 /15 | Q.36 /15 | Q.37 /15 | Q.38 /15 | Q.39 /15 | Q.40 /12 |

間違いを全部見つけた問題の数で現在の脳の活性度を判断

31～40個 …… あなたの注意力・判断力・集中力は抜群です。

21～30個 …… 脳は十分活性化されています。この調子で頑張りましょう。

11～20個 …… 標準的な活性度です。自信を持ってください。

10個未満 …… もっと活性できる余地あり。しばらく時間を置いてもう一度集中して解いてみましょう。

※なお、目標時間を過ぎても間違いを全部見つけられた問題数が25個以上あれば、
あなたの脳は十分活性化されているといえます。

懐かしい昭和の暮らしを振り返りながら、ご自分の歩みを書き込んでみましょう。
誕生した年から始めて覚えているできごとを空白の欄に書き込んでください。

年号	西暦	主なできごと	自分書き込み欄
昭和21年	1946	天皇の「人間宣言」／日本国憲法が公布される／史上初の女性議員が誕生／輸入外国映画第1号『鉄腕ターザン』公開／宝塚歌劇団再開／マンガ『サザエさん』連載開始	
昭和22年	1947	教育基本法・学校教育法・労働基準法が公布される／関東学生駅伝（東京〜箱根）が復活／笠置シヅ子が歌う『東京ブギウギ』がヒット／手塚治虫がマンガ『新宝島』を発表	
昭和23年	1948	東京裁判が結審される／インドでガンジーが暗殺される／美空ひばり全国デビュー／前年刊行された太宰治の小説『斜陽』の影響で「斜陽族」が流行語に	
昭和24年	1949	家庭裁判所発足／1ドル360円に／湯川秀樹がノーベル賞受賞／古橋広之進が競泳800メートル自由形で世界新記録を達成しフジヤマのトビウオと呼ばれる	
昭和25年	1950	聖徳太子肖像の1000円札が登場／朝鮮戦争勃発／ディズニー初のカラーアニメ『白雪姫』が公開される／プロ野球初の日本選手権試合（日本シリーズ）が行われる	
昭和26年	1951	岩倉具視肖像の500円札登場／サンフランシスコ平和条約が調印され、日本は独立国としての主権を回復／黒澤明監督の映画『羅生門』がベニス国際映画コンクールでグランプリ受賞／時代劇映画が全盛、チャンバラブーム起きる	
昭和27年	1952	羽田空港業務開始／破壊活動防止法（破防法）公布／黒澤明監督の映画『生きる』が公開／白井義男が日本初のボクシング世界チャンピオンに／ラジオドラマ『君の名は』放送開始	
昭和28年	1953	吉田茂首相「バカヤロー解散」で第5次吉田内閣成立／テレビ放送開始／映画『ひめゆりの塔』がヒット	
昭和29年	1954	第五福竜丸がビキニ環礁で被災／映画『ゴジラ』・黒澤明監督の『七人の侍』公開／力道山のプロレスがテレビで放送される	
昭和30年	1955	自由民主党と日本社会党の二大政党主導の「55年体制」が始まる／神武景気始まる／ジェームズ・ディーン主演の『エデンの東』が公開／電気釜（自動炊飯器）が発売される	
昭和31年	1956	売春防止法成立／日本とソ連の国交が回復／日本が国連に加盟する／「もはや"戦後"ではない」が流行語に／石原慎太郎の『太陽の季節』が芥川賞を受賞。映画化された際に、弟の裕次郎がデビューする	
昭和32年	1957	100円硬貨が発行される／ソ連が人工衛星の打ち上げに成功／茨城県東海村に原子力研究所設立／タバコの自動販売機登場／米ドラマ『名犬ラッシー』がテレビで放送されヒット／ホッピングが流行	
昭和33年	1958	関門トンネル開通／皇太子婚約／フラフープが大流行／長嶋茂雄が巨人軍に入団／チキンラーメンが発売される	
昭和34年	1959	キューバ革命成功する／岩戸景気の中「消費は美徳」といわれる／皇太子結婚パレード／『週刊少年サンデー』と『週刊少年マガジン』が創刊される	

年号	西暦	主なできごと	自分書き込み欄
昭和35年	1960	日米安保条約が改訂される（新安保条約）／安保反対運動激化／社会党の浅沼稲次郎党首が暗殺される／ダッコちゃんが大ブームに／国産初のカラーテレビが発売	
昭和36年	1961	ケネディが米大統領に就任／ソ連のガガーリンが史上初の宇宙飛行士に／コカコーラの市販が開始される／坂本九の『上を向いて歩こう』が大ヒット	
昭和37年	1962	キューバ危機起きる／義務教育学校での教科書無料配布開始／リポビタンDが発売開始／『おそ松くん』連載開始	
昭和38年	1963	原子力潜水艦の日本への寄港が問題視される／ケネディ大統領暗殺される／NHK大河ドラマ放送開始／初の国産テレビアニメ『鉄腕アトム』放送開始／「カギっ子」が流行語に	
昭和39年	1964	新幹線・首都高速道路開通／東京オリンピック開催／テレビ人形劇『ひょっこりひょうたん島』放送開始／三波春夫の『東京五輪音頭』が大ヒット／書籍『愛と死を見つめて』が、ラジオドラマ、テレビドラマ、映画化され、主題歌も大ヒット	
昭和40年	1965	アメリカ軍による北ベトナム爆撃開始／佐藤栄作が現職の首相として初めて沖縄を訪問／ベンチャーズが来日しエレキギターがブームに／シンザンが史上初の五冠馬に	
昭和41年	1966	全日空機が東京湾に墜落／建国記念の日・敬老の日・体育の日が新たに祝日に制定される／ビートルズ来日／加山雄三が歌う『君といつまでも』がヒット／ソニーがカセットテープレコーダー発売	
昭和42年	1967	四日市ぜんそくの患者9人が公害訴訟を起こす／吉田茂死去／ラジオ『オールナイトニッポン』が放送開始／自動車の保有台数が1000万台を突破する	
昭和43年	1968	東大闘争始まる／円谷幸吉が自殺する／三億円事件が起きる／『少年ジャンプ』『ビッグコミック』など漫画雑誌が多数創刊される／アニメ『巨人の星』が大ヒット／ボンカレーが発売される	
昭和44年	1969	連続射殺事件の犯人・永山則夫が逮捕される／東大安田講堂事件により東大の受験が中止に／アポロ11号が月に着陸／『コント55号の裏番組をブッ飛ばせ!』が放送開始／ドリフターズの『8時だヨ!全員集合』が放送開始／映画『男はつらいよ』が公開	
昭和45年	1970	三島由紀夫が市ヶ谷の自衛隊駐屯地にて割腹自殺／よど号ハイジャック事件／大阪万博開幕／第1回日本女子プロボウリング選手権で中山律子が優勝	
昭和46年	1971	沖縄返還協定調印／中華人民共和国が国連に加盟し、中華民国は事実上追放される／『仮面ライダー』放送開始／映画会社の大映が倒産／テレビのカラー受信契約数が1000万を突破する	
昭和47年	1972	田中角栄が内閣総理大臣就任。『日本列島改造論』がベストセラーに／あさま山荘事件／パンダのカンカンとランランが中国から贈られる／札幌オリンピック開幕	
昭和48年	1973	ベトナム和平協定調印／第四次中東戦争が開戦、その影響でオイルショックが始まる／巨人V9達成。高校野球では江川が話題に／ブルース・リー死亡、『燃えよドラゴン』公開／『ひらけ!ポンキッキ』が放送開始	
昭和49年	1974	ウォーターゲート事件でニクソン米大統領辞任／フォード大統領が現職として初めて来日する／セブン・イレブン第1号店が出店／全国でスプーン曲げが大ブーム／宝塚で『ベルサイユのばら』が上演、大ヒットに	

年号	西暦	主なできごと	自分書き込み欄
昭和50年	1975	沖縄海洋博開催／ベトナム戦争終結／パリで第1回サミット開催／プロ野球で広島初優勝「赤ヘルフィーバー」／ザ・ピーナッツ引退／家庭用ビデオ機（ベータマックス）が登場	
昭和51年	1976	ロッキード事件発覚。田中角栄が逮捕される／三木首相が「はしゃぎすぎ」と自民党内で反発され「三木おろし」で退陣／子門真人が歌う『およげ！たいやきくん』が大ヒット／ピンクレディーがデビュー／アントニオ猪木とモハメド・アリが異種格闘技戦	
昭和52年	1977	大卒男子の平均初任給が10万円を超える／文部省が学習指導要領で「君が代」を国歌と明記／マンガ『サーキットの狼』が大ヒットし、スーパーカーブームが起きる／王貞治がホームラン数の世界記録を更新	
昭和53年	1978	成田空港開港／日中平和友好条約調印／キャンディーズ解散／東芝が世界初の日本語ワープロを発売／映画『スター・ウォーズ』が公開される	
昭和54年	1979	イギリスでサッチャーが首相就任／ソ連のアフガン侵攻／『機動戦士ガンダム』が放送開始／江川卓、空白の1日を経て巨人入団／ソニーがヘッドホンステレオ『ウォークマン』を販売	
昭和55年	1980	電力とガスが大幅値上げ／イラン・イラク戦争勃発／ジョン・レノンが殺害される／山口百恵引退／松田聖子デビュー／漫才ブームが起きる	
昭和56年	1981	レーガン大統領が経済再建計画（レーガノミックス）を発表／スペースシャトル コロンビアが初の打ち上げ／黒柳徹子の『窓ぎわのトットちゃん』が400万部を超える大ヒット／千代の富士が横綱に昇進／テレビ『オレたちひょうきん族』が放送開始	
昭和57年	1982	イスラエルがレバノン侵攻／フォークランド紛争勃発／ソニーとフィリップスが共同でCDを開発／娘の非行を描いた『積木くずし』が話題に	
昭和58年	1983	アメリカ人初の女性宇宙飛行士を乗せたスペースシャトル「チャレンジャー」が打ち上げられる／大韓航空機撃墜事件／ドラマ『おしん』が放送開始／東京ディズニーランド開園／任天堂がファミリーコンピュータを発売	
昭和59年	1984	グリコ・森永事件／新札登場。1万円は福沢諭吉、5千円は新渡戸稲造、千円は夏目漱石に／三浦和義のロス疑惑が話題に／CMの影響でエリマキトカゲがブームに	
昭和60年	1985	豊田商事会長刺殺事件／有毒ワイン騒動／日本電信電話公社が民営化されNTTに／阪神タイガースが初の日本一に／マンガ『キン肉マン』のキャラクターグッズ「キン消し」が大ヒット	
昭和61年	1986	スペースシャトルのチャレンジャー号爆発事故／土井たか子が日本社会党の委員長に就任／タイ航空機爆発事件／ゲーム『ドラゴンクエスト』が発売／富士写真フィルムが世界初のレンズ付きフィルム「写ルンです」を発売	
昭和62年	1987	ニューヨーク株式市場が大暴落（ブラックマンデー）／国鉄が民営化されJRが誕生する／安田火災がゴッホの「ひまわり」を53億円で落札／俵万智の歌集『サラダ記念日』が大ヒット／NTTが携帯電話サービス開始	
昭和63年	1988	ソ連のペレストロイカが新語として話題に／ソ連がアフガニスタンから撤退／リクルート事件発覚／東京ドームが開場／カラオケボックスが各地で登場／映画『となりのトトロ』『火垂るの墓』が同時上映	
昭和64年／平成元年	1989	昭和天皇崩御／朝日麦酒が社名をアサヒビールに変更	

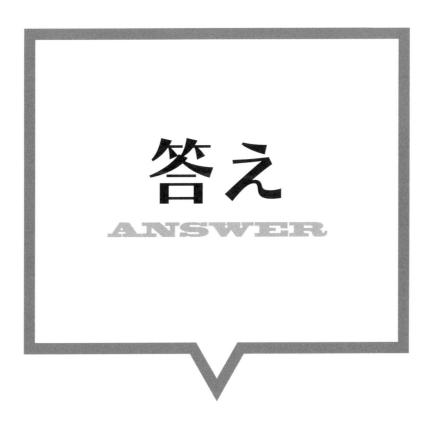

©KUMA ART

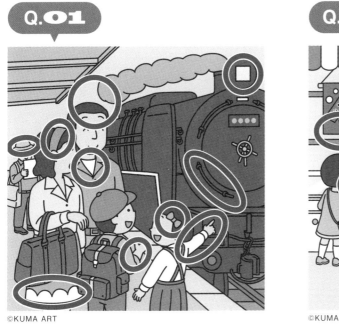

©KUMA ART

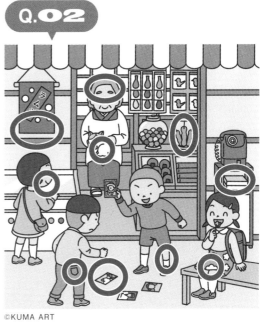

Q.03

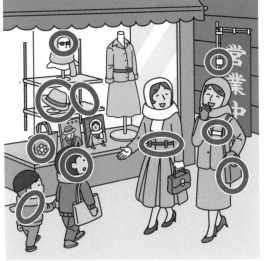

©KUMA ART

Q.04

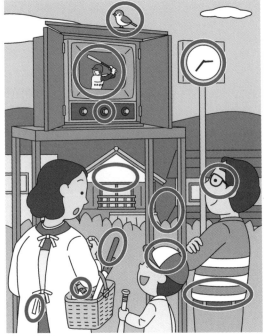

©KUMA ART

Q.05

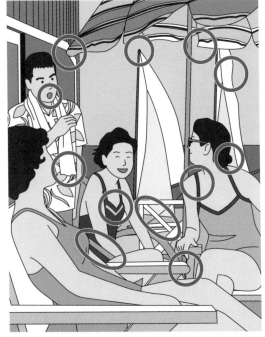

©I.UEMOTO

Q.06

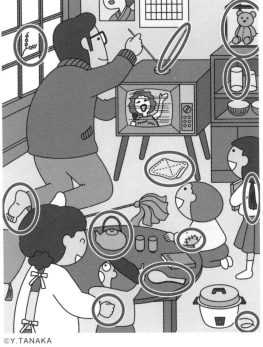

©Y.TANAKA

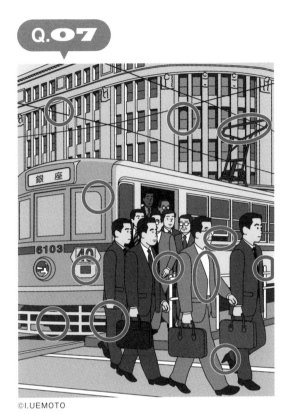

©I.UEMOTO

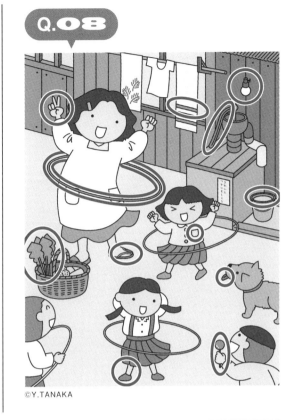

©Y.TANAKA

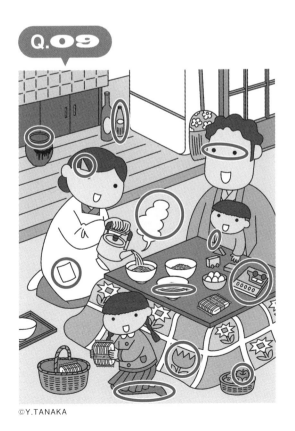

©Y.TANAKA

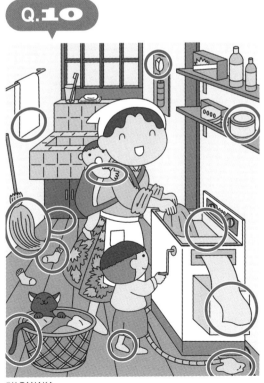

©Y.TANAKA

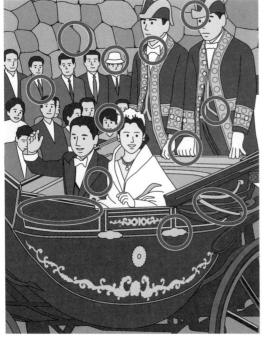

Q.11

©I.UEMOTO

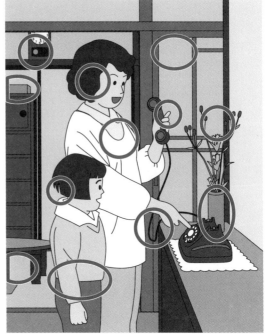

Q.12

©I.UEMOTO

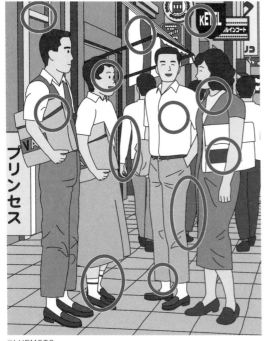

Q.13

©I.UEMOTO

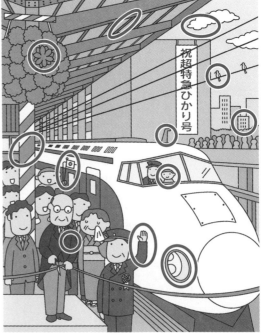

Q.14

©Y.TANAKA

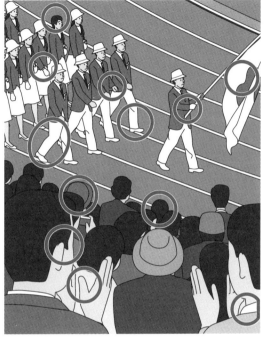

Q.15

©I.UEMOTO

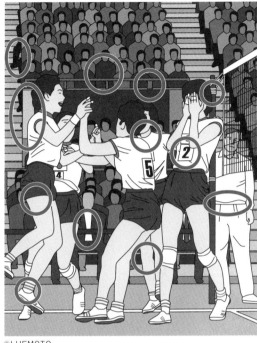

Q.16

©I.UEMOTO

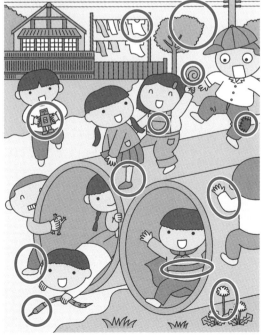

Q.17

©Y.TANAKA

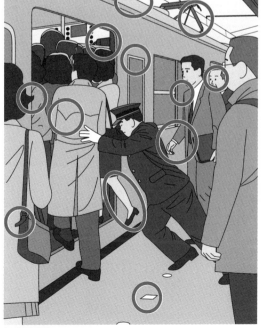

Q.18

©I.UEMOTO

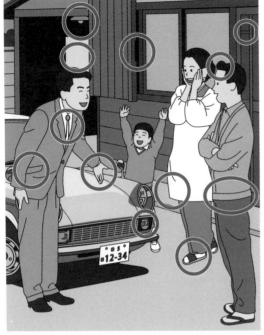

Q.19

©I.UEMOTO

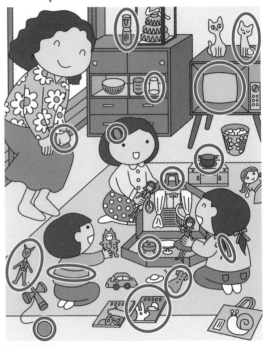

Q.20

©Y.TANAKA

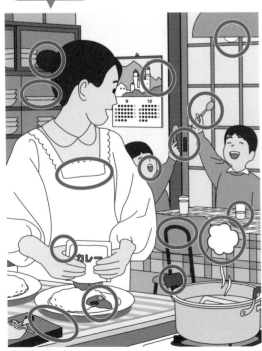

Q.21

©I.UEMOTO

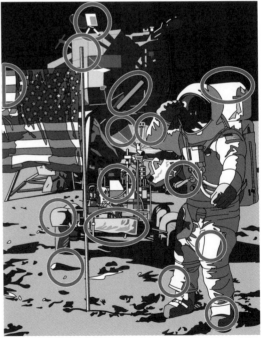

Q.22

©I.UEMOTO

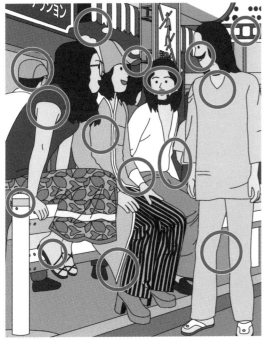

Q.23

©I.UEMOTO

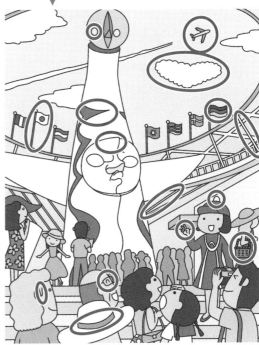

Q.24

©Y.TANAKA

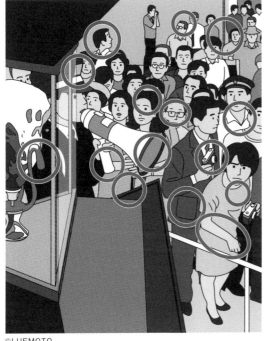

Q.25

©I.UEMOTO

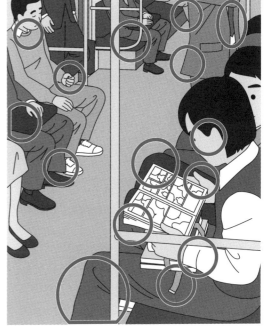

Q.26

©I.UEMOTO

Q.27

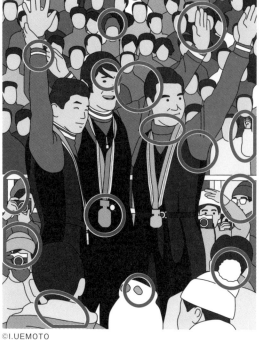

©I.UEMOTO

Q.28

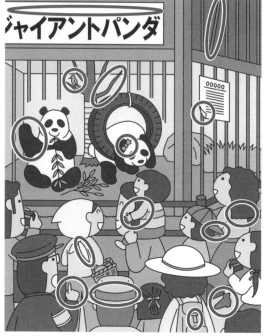

©Y.TANAKA

Q.29

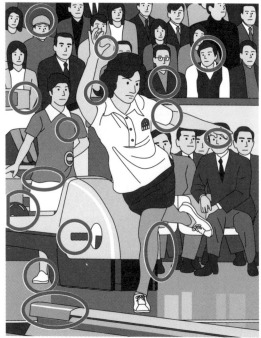

©I.UEMOTO

Q.30

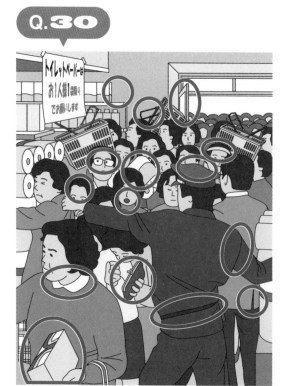

©I.UEMOTO

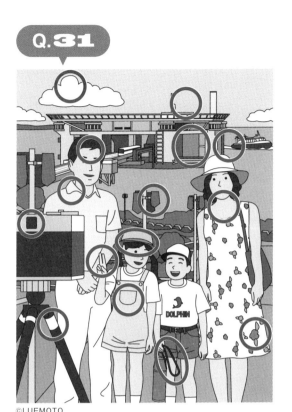

©I.UEMOTO

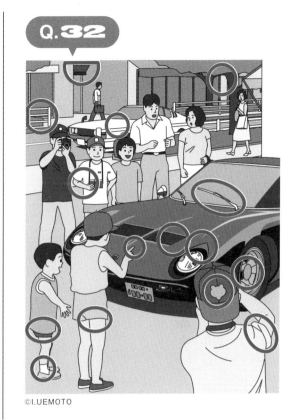

©I.UEMOTO

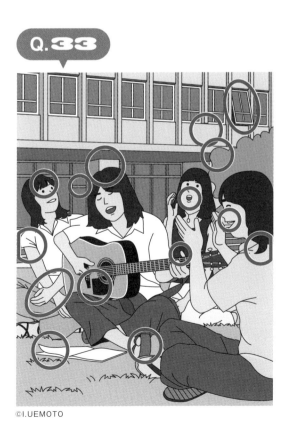

©I.UEMOTO

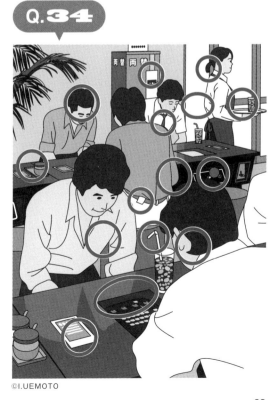

©I.UEMOTO

Q.35

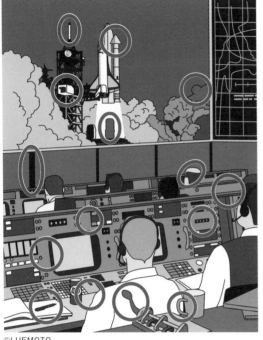

©I.UEMOTO

Q.36

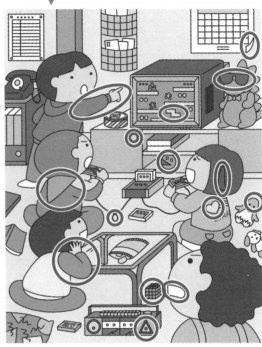

©Y.TANAKA

Q.37

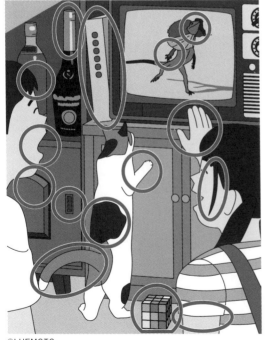

©I.UEMOTO

Q.38

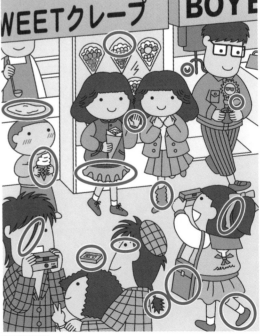

©Y.TANAKA

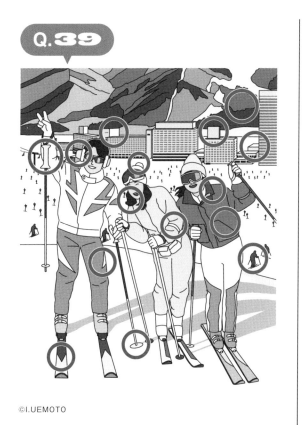

©I.UEMOTO

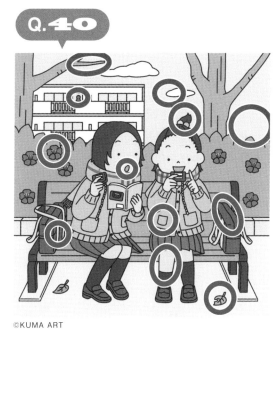

©KUMA ART

■イラストレーション

植本勇（I.UEMOTO）

1959年広島県生まれ。1987年日本大学藝術学部美術学科卒業。広告制作会社を経てフリーのイラストレーターになる。広告、雑誌、新聞などのイラストを幅広いタッチで描く。主な作品に『森のともだち』（東京電力）、「脳を鍛えるマジカル・アイ」シリーズ、「昭和レトロ間違い探し」シリーズ（ともに宝島社）。東京新聞サンデー版に「間違い探し」を連載中。

タナカユリ（Y.TANAKA）

東京都生まれ。東京造形大学卒業。デザイン事務所に勤務後、2006年からフリーのイラストレーターに。現在、雑誌・書籍・広告・web・キャラクター制作を中心に活動中。主な作品に「昭和レトロ間違い探し」シリーズ（宝島社）。

有限会社熊アート（KUMA ART）

デザイン　門田耕侍
編集　有限会社マイストリート（高見澤秀）
DTP　株式会社プレスメディア

「あった！あった！」が認知機能を鍛える！
昭和の「懐かしいできごと」間違い探し
（「あった！あった！」がにんちきのうをきたえる！
しょうわの「なつかしいできごと」まちがいさがし）

2024年6月28日　第1刷発行

監　　　修　太城敬良
発 行 人　関川誠
発 行 所　株式会社 宝島社
　　　　　〒102-8388 東京都千代田区一番町25番地
　　　　　電話：営業 03(3234)4621
　　　　　　　　編集 03(3239)0599
　　　　　https://tkj.jp

印刷・製本　中央精版印刷株式会社

本書の無断転載・複製を禁じます。
落丁・乱丁本はお取り替えいたします。
ⒸMYSTREET 2024
Printed in Japan
ISBN 978-4-299-05598-9